产后编

浙派中医丛书·原著系列第二辑

清·宋祖玑 著

宋琳奕 宋泽军 宋世焱 校注

全国百佳图书出版单位

中国中医药出版社

·北京·

图书在版编目（CIP）数据

产后编 /（清）宋祖玑著；宋琳奕，宋泽军，宋世焱校注 . —北京：中国中医药出版社，2024.1

（浙派中医丛书）

ISBN 978-7-5132-8591-9

Ⅰ . ①产… Ⅱ . ①宋… ②宋… ③宋… ④宋…

Ⅲ . ①中医妇产科学—中国—清代 Ⅳ . ① R271

中国国家版本馆 CIP 数据核字（2023）第 234157 号

中国中医药出版社出版

北京经济技术开发区科创十三街 31 号院二区 8 号楼

邮政编码　100176

传真　010-64405721

山东润声印务有限公司印刷

各地新华书店经销

开本 710×1000　1/16　印张 6.75　字数 97 千字

2024 年 1 月第 1 版　2024 年 1 月第 1 次印刷

书号　ISBN 978 - 7 - 5132 - 8591 - 9

定价　39.00 元

网址　www.cptcm.com

服 务 热 线　010-64405510

购 书 热 线　010-89535836

维 权 打 假　010-64405753

微信服务号　zgzyycbs

微商城网址　https://kdt.im/LIdUGr

官 方 微 博　http://e.weibo.com/cptcm

天猫旗舰店网址　https://zgzyycbs.tmall.com

如有印装质量问题请与本社出版部联系（010-64405510）

《浙派中医丛书》组织机构

指导委员会

主任委员 王仁元 曹启峰 谢国建 朱 炜 肖鲁伟

范永升 柴可群

副主任委员 蔡利辉 曾晓飞 胡智明 黄飞华 王晓鸣

委 员 陈良敏 郑名友 程 林 赵桂芝 姜 洋

专 家 组

组 长 盛增秀 朱建平

副组长 肖鲁伟 范永升 连建伟 王晓鸣 刘时觉

成 员（以姓氏笔画为序）

王 英 朱德明 竹剑平 江凌圳 沈钦荣

陈永灿 郑 洪 胡 滨

项目办公室

办公室 浙江省中医药研究院中医文献信息研究所

主 任 江凌圳

副主任 庄爱文 李晓寅

总　序

　　浙江位居我国东南沿海，地灵人杰，人文荟萃，文化底蕴十分深厚，素有"文化之邦"的美誉。就拿中医中药来说，在其发展的历史长河中，历代名家辈出，著述琳琅满目，取得了极其辉煌的成就。

　　由于浙江省地域不同，中医传承脉络有异，从而形成了一批各具特色的医学流派，使中医学术呈现出百花齐放、百家争鸣的繁荣景象。其中丹溪学派、温补学派、钱塘医派、永嘉医派、绍派伤寒等最负盛名，影响遍及海内外。临床各科更是异彩纷呈，涌现出诸多颇具名望的专科流派，如宁波宋氏妇科和董氏儿科、湖州凌氏针灸、武康姚氏世医、桐乡陈木扇女科、萧山竹林寺女科、绍兴三六九伤科，等等，至今仍为当地百姓的健康保驾护航，厥功甚伟。

　　值得一提的是，古往今来，浙江省中医药界还出现了为数众多的知名品牌，如著名道地药材"浙八味"，名老药店"胡庆余堂"等，更是名驰遐迩，誉享全国。由是观之，这些宝贵的学术流派和中医药财富，很值得传承与弘扬。

　　有鉴于此，浙江省中医药学会为发扬光大浙江省中医药学术流派精华，凝练浙江中医药学术流派的区域特点和学术内涵，由对浙江中医药学术流派有深入研究的浙江中医药大学原校长范永升教授亲自领衔，凝心聚力，集思广益，最终打出了"浙派中医"这面能代表浙江省中医药特色、优势和成就的大旗。此举，得到了浙江省委省政府、浙江省卫生健康委员会和浙江省中医药管理局的热情鼓励和大力支持。

《中共浙江省委 浙江省人民政府 关于促进中医药传承创新发展的实施意见》提出要"打造'浙派中医'文化品牌，实施'浙派中医'传承创新工程，深入开展中医药文化推进行动计划。加强中医药传统文献研究，编撰'浙派中医'系列丛书"。浙江省中医药学会先后在省内各地多次举办有关"浙派中医"的巡讲和培训等学术活动，气氛热烈，形势喜人。

浙江省中医药研究院中医文献信息研究所为贯彻习近平总书记关于中医药工作的重要论述精神和中共浙江省委、浙江省人民政府《关于促进中医药传承创新发展的实施意见》，结合该所的专业特长，组织省内有关单位和人员，主动申报并承担了浙江省中医药科技计划"《浙派中医》系列研究丛书编撰工程"，省中医药管理局将其列入中医药现代化专项。在课题实施过程中，项目组人员不辞辛劳，在广搜文献、深入调研的基础上，按《浙派中医丛书》编写计划，分原著系列、专题系列、品牌系列三大板块，殚心竭力地进行编撰出版，我感到非常欣慰。

我生在浙江，长在浙江，在浙江从事中医药事业已经五十余年，虽然年近九秩，但是继承发扬中医药的初心不改。我十分感谢为编写《浙派中医丛书》付出辛勤劳作的同志们。专著的陆续出版，必将为我省医学史的研究增添浓重一笔；必将会对我省乃至全国中医药学术流派的传承和创新起到促进作用。我更期望我省中医人努力奋斗，砥砺前行，将"浙派中医"的整理研究工作做得更好，把这张"金名片"擦得更亮，为建设浙江中医药强省做出更大的贡献。

葛琳仪
写于辛丑年孟春

注：葛琳仪，国医大师、浙江中医学院原院长

前　言

"浙派中医"是浙江省中医学术流派的概称，是浙江省中医药学术的一张熠熠生辉的"金名片"。近年来，在上级主管部门的支持下，浙江省中医界正在开展规模宏大的浙派中医的传承和弘扬工作，根据浙江省卫生健康委员会、浙江省文化和旅游厅、浙江省中医药管理局印发的《浙江省中医药文化推进行动计划》（2019—2025年）的通知精神，特别是主要任务中打造"浙派中医"文化品牌——编撰中医药文化丛书，梳理浙江中医药发展源流与脉络，整理医学文献古籍，出版浙江中医药文化、"浙派中医"历代文献精华、名医学术精华、流派世家研究精华、"浙产名药"博览等丛书，全面展现浙江中医药学术与文化成就。根据这一任务，2019年浙江省中医药研究院中医文献信息研究所策划了《浙派中医丛书》（原著、专题、品牌系列）编撰工程，总体计划出书60种，得到浙江省中医药现代化专项的支持，立项（项目编号2020ZX002）启动。

《浙派中医丛书》原著系列指对"浙派中医"历代文献精华，特别是重要的代表性古籍，按照中华中医药学会2012年版《中医古籍整理规范》进行整理研究，包括作者和成书考证、版本调研、原文标点、注释、校勘、学术思想研究等，形成传世、通行点校本，陆续出版，尤其是对从未整理过的善本、孤本进行影印出版，以期进一步整理研究；专题系列指对"浙派中医"的学派、医派、中医专科流派等进行系统介绍，深入挖掘其临床经验和学术思想，切实地做好文献为临床服务；品牌系列指将名医杨继洲、朱丹溪，名店胡庆余堂，名药"浙八味"等在浙江地域甚至国内外享有较高知名度的人、物进行整理研究编纂成书，突出文化内涵和打造文化品牌。

《浙派中医丛书》从2020年启动以来，得到了浙江省人民政府、浙江省卫生健康委员会、浙江省中医药管理局的大力支持，得到了浙江省内和国内对浙派中医有长期研究的文献整理研究人员的积极参与，涉及单位逾十家，作者上百位，大家有一个共同的心愿，就是要把"浙派中医"这张"金名片"擦得更亮，进一步提高浙江中医药大省在海内外的知名度和影响力。

2020年至今，我们经历了新冠肺炎疫情，版本调研多次受阻，线下会议多次受影响，专家意见反复碰撞，尽管任务艰巨，但我们始终满怀信心，在反复沟通中摸索，在不断摸索中积累，继原著系列第一辑刊印出版后，原著系列第二辑、专题系列、品牌系列也陆续交稿，使《浙派中医丛书》三个系列均有代表著作问世。

还需要说明的是，本丛书专题系列由于各学术流派内容和特色有所不同，品牌系列亦存在类似情况，本着实事求是的原则，各书的体例不强求统一，酌情而定。

科学有险阻，苦战能过关。只要我们艰苦奋斗，协作攻关，《浙派中医丛书》的编撰工程，一定能胜利完成。殷切期望读者多提宝贵意见和建议，使我们将这项功在当代、利在千秋的大事做得更强更好。

《浙派中医丛书》编委会
2022年4月

校注说明

宋氏女科，由唐开元时期宋广平与其夫人余氏同创，其后族人代代传承。至明代，第27世孙宋林皋（1553—？），在家族代代相授、密不外传的妇科疾病诊治经验和学术思想的基础上，结合其自身40多年的行医经验，于万历四十年（1612）撰写成《宋氏女科撮要》。至清，第36代传人宋祖玑（字觐雍，生卒年不详）集宋氏族内多位医家的临床经验，汇总整理著成《女科全书》，分为"调经""胎前""产后"三部分，由后人分别保存，得以流传至今的仅有"产后"。1959年，宋氏后裔宋文鼎将宋氏世代秘传的家藏至宝《产后编》手抄本献给国家。同年11月，宁波市科技协会医学会、宁波市卫生局内部刊印《宁波市中医临床经验选辑》，其中卷一《宋氏女科》即《产后编》。本次校注是《产后编》的首次公开出版。

由于条件、能力有限，手抄本未能获取，本次整理以1959年宁波市科技协会医学会、宁波市卫生局内部刊印本为底本进行校勘。具体校注原则如下：

1. 原书为繁体竖排，现改为简体横排，并加以现代标点。原书表示文字前后顺序的"左""右"分别改为"下""上"。

2. 原书中的异体字、俗写字、古字径改。通假字保留原字，于首见处出注说明，并予以书证。原书存在"症""证"混用现象，保留原貌不予修改。

3. 对难读难认的字，注明读音，一般采取拼音和直音相结合的方法标明之，即拼音加同音汉字。如无常见的同音汉字，则仅标拼音。

4. 对难于理解或生疏的字和词、成语、典故等，予以注释。只注首见者，凡重出的，不再重复出注。

5. 原书引用他人论述，特别是引用古代文献，每有剪裁省略，凡不失原意者，一般不据他书改动原文；若引文与原意有悖者，则予以校勘。

6. 原书不规范的药名用字径改。

7. 原书目录每篇目之前有汉字序号，现根据正文内容将序号统一删除。

8. 原书药物剂量中标为"两"者，根据习惯应是"一两"，"钱"字同。

9. 原书旁有宋世焱所作批注，宋世焱为宋氏女科第 46 代传人，于 2012 年去世。其批注有重要的临床参考价值，在本书校勘记中保留。

本书受以下基金项目支持：浙江省中医药科技计划（2022ZA164）；宁波市中医药传统特色学科建设项目（甬卫发 [2019]37 号）；宁波市卫生健康青年技术骨干人才培养专项（甬卫发 [2020]95 号）。

宋琳奕　宋泽军

2023 年 2 月

目　录

产后赋

夫产后忧惊劳倦、气血暴虚，诸症乘虚易袭。如有气不行，毋专耗散，有食毋专消导，热不可用芩连，寒不可多桂附，寒则瘀血停滞，热则新血流崩。至若虚中外感，是三阳表症之多，似可汗也，在产后而用麻黄，则重亡其阳；见三阴里症之多，似宜下也，在产后而用承气，则重竭其阴。耳聋胁痛，乃肾虚恶露之停滞，休^①用柴胡；汗出谵^②语，乃元弱似邪之症，毋作胃实。痉由阴血之亏，毋论刚柔，非滋荣不能舒筋而活络；厥因阳气之弱，难分寒热，非大补不能回阳而起衰。至若乍寒乍热，发作有时，症类疟也，如以疟治，迁延难愈；神不守舍，言语无伦次，病似邪也，如以邪治，危亡立至。去血多而大便燥实，苁蓉加于生化，非润肠承气之能通。患汗多而小便涩滞，六君倍用参芪，必生津助液。止下利，加参生化频服，救产后之危，长生活命，屡救苏绝谷之辈。癫疝脱肛，多是气虚下陷，补中益气之功甚宏；口噤拳挛，皆因血燥类风，加参生化汤之效甚速。产户伤冷而作痛，其治宜羌独养荣汤；产门伤力而不关，其治宜五味加参生化。惊悸发狂，生化汤加定志^③；似邪恍惚，安神丸合归脾；伤风恶风，生化汤加荆芥、防风为妙；伤食恶食，六君子加神曲为良。苏木棱蓬^④，大能破血；青皮枳壳，胀满可消。药用祛邪，而必兼乎扶正；剂当温补，而严绝夫寒凉。凡我子孙恪守斯训。

---

① 休：原无，据文义加。
② 谵：原作"谚"，据文义改。
③ 定志：宋世焱注"即安神定志丸"。
④ 棱蓬：三棱、蓬莪术。

论产后三禁

观病机要云：治胎产之病，当从厥阴证论之，宜无犯胃气及上二焦，是为三禁，谓不可汗、不可下、不可利小便。发其汗，则同伤寒下早之证；利大便，则脉数而伤脾；利小便，则内亡津液，胃中枯燥。但使不犯三禁，则营卫自和而寒热自止矣。凡用治之法，如发渴则白虎，气弱则黄芪，血痛则当归，腹痛则芍药，大抵产病天行从加减柴胡，杂症从增损四物，宜察脉症而用之。详此说虽为产育之大法，然病变不同，倘有是症，则不得不用是药，所谓有病则病受之也。第此经常之法固不可不知，而应变之权亦不可执一也。

产后当大补气血之辨

尝见丹溪云：产后当大补气血为主，虽有他症以末治之。一切病多是血虚，皆不可发表，此其意谓血气随胎而去，必属大虚故，无诸证皆当以大补为先，其他皆属可缓。余于初年诚然佩服，及执而用之，则每为所困，经过数次，始悟其言虽有理，而未免言之过也。今产科所宗无非此法，余目睹其误 [①] 及亲为解救者，益不少矣，故敢剖析于后，实有所见，不得不言，非存心自炫，故毁先贤，若然则徒为笑骂之招耳。予虽至愚，必不为也，观者其深察此意。

产后气血俱去，诚多虚症，然有虚者、有半虚者、有全虚者，凡此三者，但当随症随人，辨其虚实，不得执有成说，概行大补，以致助邪。此辨之不可不慎也。

产后虚症，无非随人元气，必素弱之人多有之，或于产后气血俱去，而更弱者亦有之。此当因人察脉，因脉察症，若脉气、形气、病气俱不

---

① 误：原作"语"，据文义改。

足，此当以全虚治之。若形气不足，病气有余，或兼火邪，或饮食停滞，是亦虚中有实，不得不详审而治，惟明者知之。

产后有不虚症，盖其平素无病，或以年少当时，或以素耐辛苦贫劳之质，本无不足，一旦受孕，腹中添入此物，故致血气壅塞，为胀为呕是皆添设有余之病，及其既产，始见通快，所怀得去，仍复故我，常人之产此类极多，果何虚之有？然或以内伤，或以外感，产后之病难保必无，倘有所犯，去之即愈，若概行大补，果能堪否？即临盆带去血气，未免暂见耗损，然以壅滞之余，不过皆护胎随从之物。去者当去，生者旋生，不出数日必能来复，此生化自然之理，何至是产皆虚也。凡治此类，当睹产妇禀质之厚薄、诊脉之虚实、外邪之有无、恶露之尽否，但当因症用治。若执产后必当大补气血，则实实之病必所不免，而轻者必甚，甚者必危。由此观之，则立言固不易，而用言者又当易哉。

产后全实症，有如外感风寒、头痛、心热、便实、中满、脉紧数洪大有力者，此表邪之实症也。

又火之盛者，必热渴躁烦，或便结、腹胀、口臭，舌焦黑，酷喜冷饮，尿管痛赤，脉见洪滑，此内热之实证也。

又郁怒动肝，胸胁胀痛，大便不利，脉弦而滑，此气逆之实症。

又恶露未尽，瘀血上冲，心腹胀满疼痛拒按，大便难小便利，此血逆之实症。

又富贵之家，保护太过，或过用参芪，以致气壅，或过用椒酒，以致内热，或产本不虚而妄用大补之药，以致增病，此调摄①之实证也。

又或因产过食，恐其劳困，固令勉强，以致停蓄不散，此内伤之实症也。

以上诸症姑举要者，以见其概。然既有表邪则不得不解，既有火邪则不得不清，既有内伤停滞则不得不开通消导，且人有强弱，产有虚实，病有真假，治有逆从，固不可以同日语也。第因丹溪之言人多偏执，故不得不详尽其说，以解后人之惑焉。

---

① 摄：原作"揖"，据文义改。

气脱血晕

张景岳曰：产后胞胎既下，气血俱去，忽而眼黑头眩，神昏口噤，昏不知人，古人多云恶露乘虚上攻，故致血晕，不知此症有二，曰血晕，曰气脱也。若以气脱作血晕，而用辛香逐血化痰等剂，则立毙矣，不可不慎也。

气脱症，产时血既大行，则血去气亦去，多致昏晕不省，微虚者少倾即苏，大虚者脱竭即死，但察其面白眼闭，口开手冷，六脉细微之甚，是即气脱症也。速用人参一二两急煎浓汤徐徐灌之，但得下咽即可救活，若稍^①迟延则无及矣，余常救此症数人，无不应手而愈，此最要法也。又常见有禁参而毙者，云新产不可服参，用参则补住恶血必致为害，即劝之亦不肯用，直待毙而后悔者亦数人矣，虽悔亦何及哉。

血晕之症，本由气虚，所以一时昏晕，然血壅痰盛者亦或有之，如果形气脉气俱有余，胸腹胀痛上冲，此血逆症也，宜失笑散；若痰盛气粗，宜二陈汤；如无胀痛气粗之类，悉属气虚，宜大剂芎归汤、八珍汤之类主之。

若卒时昏晕，药有未及，宜烧秤锤令赤，用器盛至床前，以醋沃之，或以醋涂口鼻，令酸气入鼻，收神即醒，或以旧漆器烤烟熏之，使鼻受其气皆可，但此法惟轻而暴晕者所宜，若气虚之甚而昏厥者，非用大补之剂终无益也。

老父曰：产后厥晕皆由气血并竭，若非急补，安能增血得气于迅速之间耶！但晕在临盆危症，尤甚于厥，频灌生化汤数帖，先补血分亏，即时块化血旺，而神清晕止，产妇精神复矣。若无汗脱气促形脱症见，参芪不须加也。厥症在分娩之后，气血两竭，宜用倍参生化汤，并补血气之亏，止厥以复神。又非偏补血分可愈，要知晕有块痛，芪术未可进，如厥症间

产后编 4

无块痛，芪术地黄并用无疑也。

二叔曰：产后血晕，有败血流入肝经，眼见黑花，头目旋转，以致昏闷不省人事而晕者；有热乘虚，逆上凑心，昏迷不省，气闭欲绝而晕者；有用心使力过多而晕者；有下血多而晕者；有下血少而晕者；有夙有风痰因产乘上而晕者，治当审症。

下血多而晕，但昏闷烦乱；下血少而晕，乃恶露凝积腹下满急，神昏口噤，绝不知人；夙有风痰而晕，胸心欲吐，头晕眼花。

补元汤

去血过多如崩而晕。

人参两　黄芪两　当归两　川芎两　干姜四钱　甘草三钱　荆芥二钱

水煎频服，手足冷加熟附子二钱。

清魂散

泽兰钱　人参二钱　川芎二钱　荆芥钱　甘草五分　当归头四钱

加味失笑散

治下血少而晕。

五灵　桃仁　蒲黄　干姜　肉桂　当归　川芎　红花　丹皮

黑神散亦佳，花蕊石散童便调甚妙。

祛痰汤

治夙有风痰，因产而晕。

二陈汤加天麻、胆星、当归、川芎。

独龙散

治产后血晕，因虚火载血，渐渐晕将上来者。

鹿角烧灰出火毒研细，用好酒童便调灌下，一呷即醒，此物行血甚效。

又法：好醋一碗熨斗盛，烧红白炭，将醋浇在炭上，气冲鼻孔即醒，产儿下，未进饮食之前，将生化汤二帖头帖先服，其两帖渣合煎服之，下焦血块速化，新血骤长，自无厥晕矣。若产妇劳倦之甚血崩，形色脱，即加人参三四钱，在内频灌无虞，若汗多气促，亦加人参三四钱，加生化汤内，血块无滞。

生化汤

当归　川芎　干姜　桃仁　甘草

产门不开不闭子宫不收

觐雍氏曰：交骨不开，无非阴气不足，阴不足则气不达，所以不开而产艰难也，宜加味芎归汤，补而开之大有奇效，或十全大补汤亦可。

老父曰：产门不闭，由阴气大虚不能收摄，或由阴火下流而然，故或为阴挺突出，或为肿胀，或为淋沥不禁。若气血俱虚者，宜十全大补汤加五味子，补血而敛之。若痛而觉热者，宜加味逍遥散。

若忧思伤脾肝热者，加味归脾汤。若暴怒伤肝动火者，龙胆泻肝汤。子宫不收而外坠者，宜补中益气汤，加醋炒芍药敛而举之，或外以黄芪煎汤熏洗亦妙。或以硫黄汤熏洗亦可，硫黄散敷之亦妙。

加味芎归汤

治交骨不开。

川芎　当归各两　龟板一个　妇人头发一握

水煎服约半小时即生，如胎死亦下。

硫黄汤

硫黄四两　吴茱萸　菟丝子　蛇床子各两五钱

每次五钱，煎汤频洗。

硫黄散

硫黄　乌贼骨各五分　五味子①二钱五分②

为末掺患处。

一方用荆芥、藿香、椿根白皮，煎汤熏洗神效。

一方用枳壳、诃子、五倍子、白矾，煎汤熏洗，若不收进，须灸顶心百会穴，数壮即止。

---

① 五味子：宋世焱注"五倍子似更佳"。
② 二钱五分：原作"二钱钱分"，据医理改。

一方用蓖麻子十四粒，去壳研涂顶心入洗去。

一方用绢袋盛，炒热蛇床子熨之。

一方用蛇床子五两，乌梅十四个，水煎汤，日洗五六次，亦除阴痛。

昔李孟卿娶三十五岁女为继室，妊娠虑其难产，索加味芎归汤四剂备用，果产门不开，只服一剂，顿然分娩。

余氏妇女分娩最易，至四十妊娠下血甚多，产门不开，与芎归汤一帖，又以无忧散斤许，煎热时饮之，以助其血而产矣。

觐雍氏曰：西门范姓妇交骨不开已有两日，余以加味芎归汤试之，一帖而产，及门张宝亭妇初生交骨不开，予仍以此汤试验之，其效如神，后屡试无不屡验，诚此方之妙。

一产妇阴门不闭，发热恶寒，用十全大补加五味子，数帖而寒热退，又用补中益气加五味子，数帖而阴户闭。若初产肿胀或焮痛而不闭者，用加味逍遥散；若肿既消而不闭者，用补中益气汤。切忌寒凉之剂。

周姓妇人，脾胃素弱兼有肝火，产后阴门肿痛，寒热作渴，呕吐不食，敷大黄等药服驱利之剂，肿及于臀，虚症蜂起，此真气虚也。先用六君子以固脾胃，乃以补中益气汤升举而消。

一产妇失治肿溃不已，形体消瘦，饮食少思，朝寒暮热，自汗盗汗半年矣，余用补中益气加茯苓半夏，以健脾胃，脓水渐少，饮食渐进，用归脾汤以解脾郁，共五十余剂，元气复而疮亦愈矣。

一户妇阴门不闭，小便淋沥，腹内一物攻动，胁下或胀或痛，用加味逍遥散，加车前子而愈。

一妇人子宫肿大二日，损落一片，殊类猪肝，面黄体倦，饮食无味，内热晡热，自汗盗汗，用十全大补汤，二十余剂诸症患愈，仍复生育。

恶露不下

产后恶露不下，由脏腑劳伤，气血虚损，或当风取凉风冷，乘虚而搏于血，血壅滞不宣，积聚在内，故令恶露不下也。

芍药散

治产后三四日恶露不下。

赤芍钱　桃仁钱　干姜钱　当归四钱　蒲黄钱　红花钱　生地钱　丹皮钱　肉桂钱　蓬术钱　牛膝钱　荷蒂六个

鬼箭羽散

治产后恶露不下，腹中疼痛，心神烦闷。

鬼箭羽　桃仁　蒲黄　归尾　红花　刘寄奴　玄胡索　没药　血竭各钱

黑神散

治产后一切瘀血，脐腹疼痛，心胸痞闷坚胀等症，并治胞衣不下。

熟地二钱　蒲黄钱　当归一钱四分　干姜钱　桂心钱　赤芍钱　甘草五分　黑豆

为末每服二钱，老酒、童便各半盏，同煎服。

黑龙丹

治产后一切血疾，并产难胎衣不下，危急恶疾垂死者。

当归　五灵脂　川芎　良姜　熟地各两

细研似沙，合盛赤石脂泥缝纸筋，盐泥固济，炭火十斤煅令通赤，去火候冷，开看成黑糟色，取去细研，却入后药。

一方用生地不用熟地。

百草霜五两　硫黄五分　乳香五分　花蕊石　琥珀各钱

下五味与上五味再研和匀，以米醋糊丸如弹子大，每服一丸，炭火烧通赤，投于生姜自然汁、老酒、童便三件中，漉出控干研细，只用此酒调下立效。

血不止

传方云：产后恶露不绝者，由产伤经血虚损不足，或食姜椒酒、醋糖汤过多，血得热则流通，或分娩劳力，过度损伤肝脾，故令恶露不绝也。

芎芍汤

治产后血崩眩晕，不知人事。

当归　川芎　白芍　人参　白术　续断　炙黄芪　狗脊各一钱　熟地二钱　炒黑蒲黄八分

神功散

治产后过食辛辣，血不止。

当归　生地　熟地　人参　杜仲　香附　炙甘草　黄芩　元参　知母　黄柏　荆芥炭

千金救急方

治产后血崩不止①。

人参　黄芪　当归各二钱　阿胶　地榆　续断　赤石脂　棕榈炭各钱　升麻二钱　防风八分

牡蛎散

治产后恶露淋漓，心闷短气，四肢烦弱，头目昏晕，烦热食减体瘦。

人参　牡蛎　当归　川芎　熟地　龙骨　续断　艾叶　五味子　地梭②　甘草　白茯苓　生姜　红枣

小腹块痛

二叔曰：产后小腹作痛，俗名儿枕，因母腹中宿有血块，若产时其血破散，与儿俱下无此患矣。倘或风冷所乘血不流通，必结聚疼痛，又有因厚味所伤积于胸腹而作痛者，须服消导化食之剂，因寒者，加辛热调理之可也。

延胡③索散

治产后血块痛，俗名儿枕者。

---

① 止：原作"上"，据文义改。
② 地梭：即"地梭罗"，性凉，味淡，生肌、拔毒、清热。
③ 胡：原作"切"，据文义改。

延胡索　当归　蒲黄　山楂　桃仁　香附　红花　干姜　肉桂　蓬术

瘀血来少，加牛膝、三棱。

停痛饮

治产后血块痛。

五灵脂半炒半生　蒲黄　丹皮　没药　红花　滑石　干姜

失笑散

治产后腹痛。

五灵脂　蒲黄各等分

当归血竭丸

治产后恶血不下，结聚成块，心胸痞闷，脐下坚痛。

当归　血竭　赤芍　蓬术各二两　五灵脂四两　红花　延胡索　香附
桃仁　桂心

醋酒为丸，酒下二钱。

散痛方

治块痛夹热。

五灵脂　丹皮　没药　滑石　红花　蒲黄　山楂　桃仁　泽兰　延胡
香附

没药散

治产后恶露不尽，儿枕痛，及一切血滞脐腹撮痛。

血竭　没药　桂心　当归　蒲黄　红花　木香　干漆　赤芍　延胡索

儿枕方

山楂浓煎汁，入砂糖少许热服。

香雨叔祖曰：此当观其虚实血用之，气体壮实之妇，用之果效，有
一妇自用山楂四两浓煎服，竟昏愦不醒，几致不救，予以芪术等药治之
获痊。

泽兰汤

治产后恶露不尽，腹痛往来，兼胸满少气。

泽兰　生地　当归各七钱半　芍药两　生姜　甘草两半　大枣十四枚

水九升，煮三升，分服，若欲死，涂身得瘥。

卷叶散

治产后血上冲心，血刺血晕血气腹痛，恶露不快。

卷荷　红花　当归各两　蒲黄　丹皮各半两

为末，每服二钱。

芸台散

治恶露不尽，血结刺痛，兼治心腹诸痛。

芸台散：当归　桂心　赤药

细末，酒调二钱。

心痛

老父曰：产后心痛，为阴血亏损，随火上冲心络，名曰心胞络痛；亦有误食寒冷难化之物停于胃脘，亦致心痛；或七情相干怒气凝结，亦令心痛；或素有痰饮虫积，因产虚而发动，皆令疼痛也。若真心痛朝发夕死，但看指甲青黑至节，是其候也。

大岩蜜汤

治产后心痛兼呕吐不食，四肢厥逆者，用此汤者寒温也。

当归　芍药　吴茱萸　干姜　桂心　小草　细辛　石菖蒲　白豆仁①

各一钱　甘草三分

一方加生地、独活。

小手拈散

治产后心痛。

白芍药　延胡　干漆　苏木　石菖蒲　香附　乳香　没药　黄连　小茴香　甘草　枳壳

或加炒山栀。

---

① 白豆仁：一可能为白豆，豆科植物饭豇豆的种子，有调中益气、健脾益肾的功效。二可能为白豆蔻，功效化湿行气、温中止呕、开胃消食。从方义看，后者可能性较大。

加味二陈汤

治产后心口作痛。

二陈汤加枳壳、木香、槟榔、厚朴、草蔻仁、延胡索。

有食伤加砂仁、麦芽、山楂。

胁胀痛

传方云：产后两胁胀满疼痛，由膀胱宿有停水，因产后恶露下不尽，水壅瘀与气相搏，积在膀胱，故令胁肋胀满作痛也。亦有因忿怒过甚，损伤肝气而痛者，当用平肝行气之帖治疗之。

经效方

治产后血气胀胁肋痛，此方兼理气行血。

当归　白芍　桔梗各一钱　枳壳　槟榔各八分　桂心　柴胡　青木香各六分

选胜方

治产后恶露不下，血气壅瘀，胁肋胀痛不食，此方专行血。

苏木　紫葛　芍药　当归　桂心　蒲黄　桃仁　延胡

泻肝汤

治产后怒痛，伤肝胁痛，此方专行气。

川芎　细辛　枳壳　柴胡　防风　干葛　青皮　姜黄各五分　甘草三分　或加龙胆草一钱

腰痛

二叔曰：产后腰痛，缘女人肾位系胞，产则劳伤，肾气损动胞络，虚未平复而风冷客之，冷风乘腰故令痛也。亦有因产努咽伤，力损其肾气而作痛者，不可不知。

腰痛方

风寒乘腰，痛不可转。

独活　防风　桂心　寄生　当归　川芎　白芍　杜仲　续断

或加补骨脂，服此帖后，若痛未止，此属肾虚，加熟地三钱。

广济方

治产后虚冷，血气流入腰腿，痛不可转。

败酱钱　当归二钱　川芎　桂心　白芍　牛膝　丹皮　香附各钱

桃仁汤

治产后恶血不下，腰中重痛，下注两股，如锥刀刺入骨，此血滞经络，大痛处必作疽。

桃仁　苏木　生地　赤芍　水蛭各三十个

每服三钱，恶血行勿服。

头痛

传方云：头乃诸阳之会也，产后五脏皆虚，胃气亏弱饮食不充，谷气尚乏则令虚热。阳气不守上凑于头，阳实阴虚则令头疼。

川芎散

治产后头疼。

乌药　川芎

等分为末，每服三钱，烧红秤锤浸入酒调服。

四物加减散

治产后头疼，血虚痰癖①寒厥，皆令头痛。

苍术　羌活　川芎　当归　防风　香附　白芷　甘草　细辛　荆芥

如有汗，知气弱头痛也，加桂心、芍药、生姜。如痰癖头痛，加半

---

① 痰癖：《诸病源候论·癖病诸候》云："痰癖者，由饮水未散，在于胸府之间，因遇寒热之气相搏，沉滞而成痰也。痰又停聚，流移于胁肋之间，有时而痛，即谓之痰癖。"

夏、茯苓、生姜。如热痰头痛，加白芷、知母。如寒厥头痛，加天麻、附子、生姜。

二奇散

治产后头疼。

当归　川芎

为末，每服三钱。

芎附散

治产后败血作梗头痛。

附子一个　川芎两

为末，每服二钱，茶调下。

遍身疼痛

传方云：产后百节开张，血脉流散，遇气弱则经络内分之间，血多流滞，累日不散，则骨节不利，筋脉急引，故腰背不得转侧，手足不得动摇，身热头痛。医以伤寒治之，则汗出而经脉动摇，手足厥冷，变生他病。

亦有因血虚而致痛者，肝脏血主筋，肝虚血少，不能养筋，骨节酸疼所必至也。又有风寒客于肌肤而作痛者，五积散主之。

老父常曰：遍身疼痛有三种，一曰产后血多留滞而痛，二曰血虚不能养筋而痛，三曰风寒客于肌肤而痛，最宜审症用药。

趁痛散

治产后气弱血滞，遍身疼痛，及身热头痛，此症类伤寒，不可以伤寒治之。

牛膝　当归　桂心　白术　黄芪　独活　甘草　生姜　葱白　桑寄生

微逐风汤

产后伤风寒，遍身疼痛。

白芷　干姜　肉桂　厚朴　当归　白芍　白茯苓　炙甘草　姜三片

五积散

产后血虚，遍身疼痛。

当归　独活　续肉　牛膝　红花　炙甘草　白芍　川芎

产后恶露不绝并崩中论

产后恶露不绝，由分娩伤于经血，虚损不足，或好姜椒酒辣之类，或后不知自保，妄自劳力，损伤阴血，或不戒七情，亏损肝脾，又或有恶血不尽而夹瘀宿冷，脏腑不调，故令恶露不绝也。立斋云：肝气热而不能主血，六味饮；肝气虚而不能摄血，逍遥散；脾气虚而不能藏血，六君子汤；胃气下陷而不能统血，补中益气汤；脾经郁滞而血不归源，加味归脾汤；肝经怒火而血妄行，加味四物汤；气血俱虚，十全大补汤；肝经风邪而血沸腾，一味防风散。

熟地黄散

治崩中头晕昏迷，烦乱不知人事，虚者补之。

人参　黄芪　白术　当归　川芎　熟地　甘草　阿胶　白艾　狗只[①]
赤石脂　伏龙肝　地榆

又方

治一二月恶露不止腹痛。

四物加甘草　青皮桂　蒲黄炭　丹皮　香附　阿胶　地榆

一方有姜炭、人参、生地，无青皮、蒲黄、香附。

又方

治忽崩中下血不止，如鸡肝色碎烂者。

当归　川芎　生地　阿胶　小蓟炭　地榆　续断　伏龙肝　竹茹

后服丸药。

---

① 狗只：疑作"狗脊"。功效补肝肾、强腰膝、祛风湿。

丸方

当归　川芎　续断　阿胶　丹参　鳖甲　乌贼骨　鹿茸　龙骨　赤石脂　地榆　甘草

蜜丸，每三四十丸酒下。

又方

治产后七八日恶露不止。

败酱草　当归各六分　芍药　续断各八分　川芎　竹茹各四分　生地炒干，钱

云岐方

治产后血崩，如豆汁紫黑过多者。

四物加蒲黄、生地汁、阿胶、小蓟根、艾叶、白芷。

乌金散

治血迷血晕，败血不止淋漓，腹痛头眩，无力多汗。

赤芍药　麒麟竭　松墨　乱发灰　百草灰　延胡　桂心　当归　鲤鱼鳞

烧为末酒调。

又方

治二三月后，怒气恶露不止，如米粒块或淡红色。

四物加红花、丹皮、生甘草、青皮炭、蒲黄炭、黄芩头。

广济方

治产后恶露不绝，崩血不可禁止[①]，腹中绞痛气急。

发灰两　阿胶一两　代赭石　干姜各二两　马蹄壳一个　干地黄四两　牛角鳃五两

蜜丸，米饮下五十丸。

独圣汤

治产后亡血过多，心腹彻[②]痛，亦治赤白带下，诸药不能[③]疗者良验。

---

① 止：原无，据《外台秘要·产后恶露不绝方四首》加。
② 彻：原作"撮"，据《妇人大全良方·产后恶露不绝方论第三》改。
③ 诸药不能：原作"诸不药能"，据文义改。

贯众

用好醋浸后，温火炙令香热，候冷，为细末，用米饮调下二钱。

觐雍氏曰：西关范仁昭室，恶露淋沥，体倦、面黄、食少，恶寒惊悸，不寐汗出，此脾经虚热也，用加味归脾汤而愈，因怒胁胀、作呕、少食，予用六君子加柴胡愈。

叔祖香雨公曰：恶露不绝，淋漓不断，与血崩不同，大约其病有四，有寒，有热，有虚，有血妄行。产后偶受寒冷而凝血，经不即通，后至淋漓而下，延绵日数，此血寒症也，宜通其滞；产后过服姜椒糖汤之类，或暑月炎蒸，或寒月向火也，此血热症也，宜清其火；有脾虚不统血，肝虚不藏血，心虚不主血，此血虚症，宜深究其根原；又有产月行房事，或多劳动，以致淋漓不止，血妄行之症也，宜大补其气血。须要仔细酌议，用之百发百中矣。

产后血崩论

郭[1]医产始祖乃承曰：产后血崩，是谓重伤，岂是轻病，伤耗经脉未得平复，劳役外此血暴崩淋漓不止，或因惊忧恚[2]怒有伤脏气，或产后服断血药太早，致恶血不消，郁满作坚，亦成崩中，或过服酸辣，亦变崩中，若小腹满痛，肝经已坏，为难治，急服固经丸。然固经丸，恐难责效，不若大料煮芎藭汤，加芍药，候定，续次随症诸药治之为得。血滞小腹胀满，失笑散；血少小腹虚痞，芎藭汤；肝火血妄行，加味逍遥散；脾郁不统血，加味归脾汤；脾气虚不能摄血，补中益气汤；厚味积热伤血，清胃散加槐花；风热相搏伤血，四君子汤[3]加防风、枳壳。

叔祖香雨公曰：崩中与前论同而有异，不绝者，无时休息；而血崩者忽如泉涌，发厥发晕等症出焉，两篇俱可参看，但有久暂多寡，有痛无痛

---

① 郭：宋代医家郭稽中。

② 恚：原作"挂"，据文义改。

③ 汤：原作"渴"，据文义改。

之别。

固经丸

治产后血气未复，有房事及劳役损伤，致血暴崩。

艾叶　赤石脂　补骨脂　木贼草各半两　附子一枚，炮

为末，陈米饭丸米饮下。

熟地黄散

载恶露不绝崩中[①]。

白芍药散

治产后崩中，下血淋沥不绝，黄瘦虚损。

白芍　牡蛎　干姜　熟地　桂心　黄芪　龙骨　乌贼骨　鹿角胶各二两

为末，每服二钱温酒下。

阿胶丸

治产后崩中，虚羸无力。

阿胶　赤石脂各两半　续断　川芎　当归　甘草　丹参　龙骨　鹿茸乌贼骨　鳖甲炙各一两

为末，蜜丸空心温酒下。

瑞莲散

治产后血崩，状如泉涌。

瑞莲[②]百枚　棕榈　当归　桂心　鲤鱼鳞[③]　川芎各七钱半　槟榔各一钱半

为末，每服三钱，酒调下，连进二服，或非时血崩，无药可治，但进三服即止。

秘验血崩丸

京师女医专用此药救人。

---

① 崩中：原作"论中"，据医理改。
② 瑞莲：苦，涩，温，归肝经。功效化瘀止血。
③ 鲤鱼鳞：甘，咸，寒，归肝、脾、肺经。功效散血止血。《本草纲目》言："鲤鱼，古方多以皮、鳞烧灰，入崩漏、痔漏药用，盖取其行滞血耳。"

阿胶一两，炒珠　慎火草一两，炙，研　棕毛烧灰　龙骨煅　牡蛎醋煅　蒲黄炭　乌梅肉各一两

将阿胶酒半盏化开，和前药丸，空心酒下七十丸。

叔祖香雨公曰：产后血崩，予尝以参芪为君，佐以升麻止血之药，投无不效。予初业医，有慈水沈太守孙妇，小产血崩数日，晕厥两日矣，诊其脉洪大疾数，疑为不治之症，舍脉论症，重用参芪白术各一两，佐以止血之药，煎药六七碗，挖开口灌下，半日药完，喉中始有微声，两日而愈。后有金姓妇病，颇类此药亦如此，投之而痊。数年间，如此症，用此药而疗者，不可枚举矣。

产后肠痈论

产后瘀血未尽下，或冷积不行，流溢肠外肓膜之间，小腹筑痛，苦不可忍，其脉寸口将而滑而数，滑则为实，数则为热，滑时为荣，数则为卫，卫数下降，荣滑上升，荣卫相搏，瘀血为浊败，小腹痞坚，小便或涩，此聚为肠痈也。又曰循其少阴脉如刀刃之切手，胞门脉茕而数，知阴中痛，痛结小肠，或汗出，或恶寒，或作热，脓已成也。诊脉迟紧，倘为瘀血，下之即愈。若流注关节，遍身疼痛，痈疽疮毒，变为败症，云母膏、太乙膏皆可用，瓜蒌散、矾腊丸托里而安，又方以生甘草、麒麟竭、琥珀研末酒调服之，脓自小便溃，应手而愈。未成痈，小腹殷殷痛，俨似奔豚，小便淋漓者，大黄汤下之，瘀血尽自安；体虚脉细不可下者，活血散瘀汤利之。已成痈[①]，腹痛胀满不食、便淋刺痛者，薏苡仁汤主之；腹满而痛，小便急胀，时下脓者，毒未解也，牡丹皮汤主之；如脓从脐出，腹胀不除，食少面白，此气血俱虚，八珍汤加丹皮、肉桂、黄芪、五味敛而补之；如日久不识，误作胀病治之，以致毒攻内脏，肠胃受伤，或阴户攻烂，腐压黑斑，色败无脓，每流污水，腹痛连阴，烦躁不止，身热口干，

---

① 痈：原无，据文义加。

衾多臭，俱为不治。

大黄汤

大黄炒　朴硝各二钱　丹皮　白芥子　桃仁去尖。各二钱

活血散瘀汤

川芎　归尾　赤芍　苏木　枳壳　丹皮　桃仁　瓜蒌去壳　槟榔
大黄

牡丹皮散

人参　丹皮　白芍　茯苓　黄芪　桃仁　白芷　当归　木香　川芎
甘草　官桂　薏苡仁

薏苡仁汤

薏苡仁　瓜蒌仁各三钱　丹皮　桃仁各一钱　白芍一钱

一妇人小腹痛，小便不利，薏苡仁汤二帖痛止，更以四物加红花、桃仁而愈，若脉洪数已有脓，脉微数初有脓，脉迟紧乃瘀血，下之即愈。若腹胀转侧作水声，或脓从脐出，或从大小便出，宜矾腊丸[①]，太乙膏托里药。

一产妇，小腹痛，瓜蒌仁汤下瘀血而痊，凡瘀血停滞，宜急治之。缓则腐化为脓，便难治。若流注关节，则为骨疽，失治成败症。

虞恒德治一妇，潮热似疟，小腹右边有块，大如鸡卵作痛，右脚不能伸缩，医作奔豚治，十余日不效，其脉左寸芤而涩，芤而实，关尺俱数洪，此大小肠间欲作痈耳，幸脓未成犹可治，五香连翘汤加减与之，间以蜈蚣炙，黄酒调，服之三日愈。

李儒医治一妇人，诊之，曰：肠胃间有所苦耶？妇曰：肠中痛不可言，大便从小便出，皆言古无此症，不可治。李曰：若服我之药，三日当瘳。下小丸子数十粒，煎黄芪汤，下脓血数升而愈。其家喜问治法，李曰：切脉觉芤，见于阳部。寸芤，积血在胸中，关内逢之，肠里痛。此痈在内，所以致然。所服者，乃云母膏为丸耳。

江汝洁治一男子小肠，初起小腹近胁下一块，如掌大甚疼，蜂蜜调大

---

① 矾腊丸：原作"腊矾丸"，据医理改。

黄末敷患处，再以生姜大一块切片，置大黄之上，同火熨之，四五度痛即止，逾半月而块消。

一妇小产，瘀血未尽，劳动早，小腹内外肿痛，月余大便燥，小便涩，口燥咽干，烦闷不睡，视脉数实而有力，此肠痈已积，用薏苡仁汤加大黄，一服下脓数碗，胀痛顿退，外肿坚硬不散，仍作焮痛，此欲溃脓从外泄也。以十全大补汤三服，脓胀痛而针之，更服八珍汤加丹皮五味而愈。

香雨叔祖曰：产后肠痈一症，人未有识之者，第知为积血痞块，行血破积而已，淹延日久，变为败症，不可救药者多焉。予初业医，有北门陈氏妇痛弥月，前方皆破血药，予曰此肠痈也，薏苡汤加大黄等药，脓从小便出，久不止，兼服补气血药，半月而痊。后以此等药治此症者屡屡，近有奉川邬姓者腹中胀痛，将近一月，忽脓从脐出，不可遏抑，近医曰此腹内烂耳，急用牡蛎粉①之类填塞，其痛愈甚，恍惚虚晕，来延予，予曰此肠痈腐溃。急洗去牡蛎等末，令脓去尽，内用参芪大补药托里，十余日而安。有心斯道者，须穷心焉。

产后发热

老父曰：产后发热，有风寒外感而热者，有邪火内盛而热者，有水亏阴虚而热者，有因产劳倦虚烦而热者，有去血过多头晕闷乱烦热者，有饮食停滞而热者，有瘀血作楚②而热者，有伤食兼怒气而热者，诸症不同，治当辨察。产后外感发热者，盖临盆之际，多有露体用力，无暇他顾。此时或遇寒邪，则乘虚而入，感之最易。若见头疼身痛，憎寒发热，或腰背拘急，脉见紧数，即产后外感症也。照此等外感，不过随病，是与正伤寒宿感者不同，故略加解散，即自痊。可弗谓新产之后，不宜表散，但当酌其虚实，而用得其宜耳。

---

① 粉：原作"纷"，据医理改。
② 作楚：痛苦。

产后感邪气不甚者，宜三柴胡饮。若气虚脾弱而感者，宜四柴胡饮、五柴胡饮。若肝脾肾三阴不足而感者，宜补阴益气煎。若虚寒之甚者，宜理阴煎。若产妇强壮气实而感者，宜正柴胡饮。若兼内火盛，而外邪不解者，宜一柴胡饮。若风寒俱感，表里俱滞者，宜五积散。

产后有火症发热者，但外感之热多在表，火症之热多在里，此必缘调摄太过，或时冷热甚，或强以酒煎，误用参术姜桂大补之药，或过用炭火，或窗户太密，人气太盛，或气体本实，而过①于动作。凡属太过，皆能生火，火盛于内，多见潮热，内热烦渴喜冷，头痛②多汗，便实尿赤，及血热③妄行。但无表症，脉见洪滑不紧而发热者，便是火症，宜清化饮、保阴煎之类主之。若本元不虚，或火甚而势之急者，即徙薪饮、抽薪饮亦所当用，不必疑也。

产后阴虚发热者，必素禀脾肾不足，及产后气血俱虚，故多有之。其症则倏忽往来，时作时止，或昼④或夜进退不常，或精神困倦，怔忡恍惚，但察其外无表症，而脉见弦数，或浮弦豁大，或微细无力，其来也渐，非若他症之暴至者，是即阴虚之候。治当专补真阴，宜小营煎、三阴煎、五阴煎之类主之。

若阴虚兼火而微热者，宜一阴煎。若阴虚兼火之甚而大热者，宜加减一阴煎。若阴虚火盛，热而多汗者，宜当归六黄汤。若阴中之阳虚，火不归源而热者，宜大营煎、理阴煎、右归饮之类主之。若血虚阳不附阴，烦热作渴者，宜人参当归汤。若气血俱虚，发热烦躁，面赤作渴，宜八珍汤、十全大补血。若热甚而脉微者，宜急加桂附，或认为火，则祸在反掌。产后有去血过多发热者，其症必烦渴短气，头痛头晕、闷乱内热，是亦阴虚之属，宜人参当归汤主之。

薛立斋曰：大凡元气虚弱而发热者，皆内真寒而外假热也，但用六君子或补中益气加炮姜温补脾气，诸症自退。若四肢畏冷，急加附子。

---

① 过：原作"遇"，据文义改。
② 头痛：原作"或痛"，据医理改。
③ 热：原作"实"，据医理改。
④ 昼：原作"尽"，据文义改。

凡新产阴血暴伤，阳无所依而外热，宜用四物汤加炮姜，补阴以配阳。若因误服寒凉克伐之剂而外热，此为寒气格阳于外，宜用四君子加姜桂；如不应，急加附子。若或肌肤发热，面目赤色，烦渴引饮，此血脱发燥①，宜用当归补血汤。

传方云：产后发热，症候多端，不可不详为之辨。有去而过多而热者，有恶露不尽而热者，有三日蒸乳而热者，有起早劳动，有饮食停滞，有外感风寒，有感冒夹食兼气而热者，外症俱恶寒发热，状类伤寒，不可便用发表攻里之剂，若裹②系不谨冒风，头疼骨痛，发热恶寒，脉浮紧，表证无汗者，宜微汗之。热邪传里，口燥渴大，便不通，脉沉实虚，或热甚谵语，宜微利之，轻则蜜导，重则用③四物汤加熟大黄、枳壳。致如伤厚味而发热者，则有恶心恶食、饱闷泄泻之症；恶血停凝而发热者，则有脐腹刺痛，坚胀之症；三日蒸乳而发热者，则有往来寒热，乳房胀痛之症；去血多而发热者，则有自汗盗汗、日晡潮热之症。审症定方未有不愈者也。又云：产后阴血虚，阳无所依，浮散于外，故多发热，兼之气血俱亏，治法用四物汤，而以炙干姜之苦温从治，收其浮散，使归依于阴。如恶寒发热、烦躁作渴，急用十全大补汤。若热愈甚，急加桂附。若作渴面赤，宜用当归补血汤。若误认为火症，投以凉帖，祸在反掌。然产后脾胃虚，多有误食厚味而食而发热者，误作血虚，则不效矣，须问④其服何饮食，有无伤积。如见恶食嗳酸等症，只作伤食治之，若发热而饮食自调者，方用补虚正治，此又不可不知也。

瘀血不行，发热之剂，治产后瘀血停凝，恶寒发热腹痛。

丹皮　牛膝　归尾　川芎　红花　延胡　桃仁　泽兰　干姜　肉桂　山楂　蓬莪术

加童便一大盏，夏月秋初天气炎热，去姜桂，加五灵脂、蒲黄、干荷叶。

---

① 燥：原作"躁"，据文义改。
② 裹：原作"果"，据文义改。
③ 用：原作"物"，据文义改。
④ 问：原作"间"，据文义改。

三日蒸乳，发热之剂，治产后乳汁不通，发热恶寒。

白芷　甘草　瞿麦　通草　青皮　瓜蒌仁　枳壳　天花粉　柴胡　当归

香雨叔祖加川芎，加青橘叶三片，如肿胀成痈，加连翘、贝母、皂刺，红色未溃加生黄芪、穿山甲四分，大力子一钱。

去血过多、产劳发热之剂，人参当归汤。

产后去血多，血虚则阴虚，阴虚生内热，令人心闷短气，自汗头疼。

人参　当归　熟地或用生地　白芍　茯苓　甘草　麦冬　肉桂　炒黑干姜

汗多加黄芪、炙枣仁。泄泻加白术，血热甚者加生地，嗽加五味子。

产后发热，多属虚寒，惟干姜加入补药中神效，此丹溪法。叔祖香雨公曰：产后发热，予祖必用炒黑干姜一味，无不神效，盖干姜性温，既足以新产之虚寒，而炒黑其性尤不大热，且黑属北甚之色，能引诸药至肾，壮水以制火，即此意也。其在寒月或感寒，或素禀虚寒，更可佐以肉桂。至于《准绳》数方，必用黄芩、柴胡，大约不可误于新产者。予治乡人，来取药者，多用平胃散加山楂、神曲，无不养功。盖缘乡人喜食麦面、鸭子肉食，故用此，至于富贵之家，禀气柔弱，又当别论矣。

叔祖曰：产后去血过多发热者，脉必虚大无力，内无痛者，此非有余之热出，乃阴虚不足发热，用四物汤去芍药，加参、术，茯苓淡渗，其热自除。若大热不退，炒黑干姜神效，干姜辛热能引血，药入血分生新血，引气药入气分补气，或只用芎归调血饮尤妙，凡有伤力发热，或早起劳动发热，皆同此治法。

又曰：产后恶露不尽，发热恶寒，必腹胀，连大小腹有块作痛，名儿枕痛，宜四物，加灵脂、丹皮、桃仁、红花、延胡、香附、青皮、姜桂酒水煎，黑豆一撮，后磨木香，入童便姜汁，或用黑神散尤效，后以八物汤加干姜、陈皮，少佐童便，炒香附调理。

又曰：产后脾胃虚弱，饮食必难克化，以致发热，必有噫气作酸，恶闻食臭，口无味，胸饱闷，气口脉必紧盛，或头疼，须用治中汤，加神曲、山楂、砂仁、当归、川芎佐之，或用理脾散更效。

又曰：产后荣卫俱虚，腠理不密，冒风发热，其脉浮而微，或自汗，芎芷香苏散加羌活、防风主之。如感寒者脉弦而紧，或恶露欠通，五积散主之。如风寒两感者，脉浮而紧，五积交加散主之，有汗去麻黄，邪胜去参。

又曰：产后内伤饮食，而外感风寒，或兼恼怨而发热，人迎气口脉俱紧盛者，以行气香苏散主之。

大尹俞君之内人，产后发热，晡热，吐血，便血，盗汗，小便频数，胸胁胀痛，腹闷，此诸脏虚损也。症当固本为善，自用降火剂，泻痢肠鸣，呕吐不食，腹痛足冷，始信余言。其脉或浮洪，或沉伏，面或青黄，或赤白，此虚寒假热之状。时当仲夏，亦舍时从症，先六君加炮姜、肉桂数剂，胃气渐复，诸症渐退，佐以十全大补，半载全愈。

杨敬之内，所患同前，但唾痰涎，或用温补化痰剂，不应。面色黧^①黑，两尺浮大，按之微细。此因命门火虚，不生脾土故也，用八味丸补土之母而痊。

一产妇，三日起早，血气未定，遂感身热目暗如风状，即以清魂散二帖，得微汗而愈。

滑伯仁治产后妇，恶露不行，脐腹痛，头疼寒热，众以为感寒，温以姜附，手足搐搦^②，谵语目撺，脉弦而洪数，面赤目闭，语喃喃不可辨，舌黑如煤，按胸腹不胜手，盖燥剂搏其血，内热而风生，血蓄而为痛也，此热入血室，因热生风。先为清热降火，治风凉血，两服颇爽，继以琥珀、牛黄等，稍解人事，后以张从正三和散，行血破瘀，三四服，恶露大下如初，时产已十日交，诸症悉平。

觐雍氏曰：吾友遂庵之室，暑月生产，三日发热，其脉虚疾而大，恶露不行，败血攻心，狂言奔走，捉拿不定，予以干荷叶、生地黄、牡丹皮浓煎汤调下，生蒲黄二钱，一服即定，恶露旋下而安矣。

又一产妇时发昏瞀，身热汗多，眩晕口渴，或头痛恶心，医用四物凉

---

① 黧：黑里带黄的颜色。
② 搐搦：四肢抽搐，或两腕握固、腰膝挛缩，或十指开合、肌挛。

血之剂，病不减，又用小柴胡病益甚。汪石山至，诊得浮洪搏指，产后而得是脉，且汗多而脉不为汗衰，法在所不治，所幸者不喘不泄耳，其脉未必不为凉药所激。用参、芪、归、术、甘草、麦冬、干姜、陈皮，少佐黄芩，煎服五剂，脉敛而病渐安。

王姓妇产后，沐浴发热呕恶，渴欲饮水，谵语若狂。医用清凉退热更甚，六脉浮大洪数，汪[1]曰产后暴损气血，孤阳外浮，内真寒[2]假热，宜大补气血。予八珍汤加炮姜八分，热减大半。病人自以为素禀厚，不宜参术，不肯再服。过一日复大热，仍予前剂，潜加参、芪、炮姜，连服三帖，热退身冷而愈。

产后自汗盗汗附汗血

产后虚血不止者，由阴气虚，而阳气加之，里虚表实，阳气独发于外，故汗出也。血为阴，产则伤血，是为阴气虚也，阳加于阴，故令汗出，阴阳虚弱不复，则汗出不止。产后多汗遇风，变成瘛疭，不成痓，亦虚乏短气，身体紫瘦，日干燥，久则经水断绝，由津液竭，宜用十全大补。如不应，用参附汤、芪附汤。

麻黄根散

治产后虚汗不止，若汗多阳发者，尤当前药。

人参一钱　黄芪炙，二钱　白术钱　当归一钱　熟地二钱　北五味五分　麻黄根钱　牡蛎钱　枣仁炒，钱　甘草炙，四分　浮小麦炒，一合

参附汤

治阳气虚寒，自汗恶寒，或手足逆冷，大便自利，或脐腹疼痛，吃逆不食，或汗多发热等症。

人参两　熟附子五分

姜枣煎，徐徐服。去人参加黄芪，名芪附汤。产后忽冒闷，汗出不识

---

① 汪：原作"江"，此处应指汪石山。
② 真寒：原作"真寒热"，据文义改。

人，与童便一升甚效，丈夫亦同。其产后去血多，宜用竹沥五合一服，须臾立效，又方用五倍子末，每用二匙，再用津液调如膏，敷①在脐中效。

王海藏云：头汗出至颈而还，额上偏多，盖额为六阳之所会也，由虚热熏蒸而出，窃谓此症当以部位分之，额左属肝，额右属肺。鼻属脾，颐属肾，额属心，治者审之。

香雨叔祖曰：灵门一产妇，略闻音响，其汗如水而昏愦，诸药到口即呕，余以为脾气虚败，用参附丸为细丸，时含三五粒，随液咽下，乃渐加之钱许，却服参附汤而痊。

觐雍氏曰：南开外陈姓，其室产后盗汗不止，遂致废寝，神思疲甚，口干引饮，余谓血虚有热，用当归补血汤以代茶，又以当归六黄汤纳芩连柏炒黑，倍加人参、五味，二剂而愈。

凡产后忽冒闷，汗出不识人，宜用鸡子竹沥，二法见前血晕论。

香雨叔祖曰：产后发热，头汗出如珠不流者，必死之症，纵参、附、芪、术断不能救。今南门张姓后仓王姓犯此症，予决其难愈，不得已用参芪，竟至不治，俗人反言用参之过，不亦究乎？凡遇此症，便不必用药。

产后乍②寒乍热

产后乍寒乍热，总由血气虚损，阴阳不和而然，若阳胜则乍热，阴胜则乍寒，凡阴胜寒多者，宜增损四物汤、理阴煎。若阳胜热多者，宜四物汤、三阴煎。若阳气陷入阴中，而乍寒乍热者，首补中益气汤、补阴益气煎。若阴阳俱虚，而寒热者，宜决津煎、殿胞煎。若血实气壅者，宜夺命丹。

陈无择曰：败血流闭诸阴则寒，流闭诸阳则热，宜五积散，若有外感者，宜从前产后发热调治。

香雨叔祖曰：前论妙极，予今细为解之。产后乍寒乍热，由血气虚

---

① 敷：原作"付"，据文义改。
② 乍：原作"作"，据医理改。

损，阴阳不和故也。阴胜则乍寒，阳胜则乍热，宜用增损四物汤。若因败血不散，腹内作痛，宜用夺命丹。阴阳不和①，宜用增四物汤加减。盖败血流闭诸阴则寒，流闭诸阳则热，大调经散、五积散皆可选用。若因阳气不足，阴气上入于阳中而恶寒者，补中益气汤。若因阴气不足，阳气下陷于阴中而发热者，六味地黄丸。若气血不足，而恶寒发热者，八珍汤。若病寒热倦怠者，补中益气汤。若肌热大渴，目赤面红者，当归补血汤。若作疟治之，则误矣。

又论阴阳不和，宜增损四物汤，败血不散，宜夺命丹。二者何以别之，时有刺痛者，败血也。但寒热无他症者，阴阳不和也。

产后恶露方行，忽而断绝，昼则明白，夜则谵语，寒热往来，如见鬼神。此热入血室，宜用地黄汤，或四物汤加柴胡、黄芩，此又不可不知也。

大调经散
治产后恶露未消，寒热自汗，或肚腹作痛。

大豆两　茯苓两　琥珀钱

为末，每服二钱，空心，浓煎乌豆紫苏汤调下。

人参当归散
治产后骨蒸潮热。

人参　当归　芍药　川芎　熟地　知母　地骨皮　柴胡　黄芩

增损柴胡汤
治产虚发热，食少腹胀。

柴胡　人参　甘草　半夏　陈皮　川芎　白芍

加姜枣。

《产宝》疗产后恶寒壮②热，一夜三五度发，恶语，口中生疮，干呕困乏。

人参　茯神　远志　玄参　独活　白鲜皮　葛根　防风　竹茹　白芍

---

① 阴阳不和：原无，联系上下文补。
② 壮：原作"杜"，据文义改。

竹沥

先取锻煎汁。后下诸药重煮，忌鱼酒湿面。

覩雍氏曰：日湖毛姓一妇，产后恶露发热，此系晕气虚寒，用十全大补加炮姜，而寒热愈，用补中益气而肢体安。又食后犯怒，恶寒发热，抽搐咬牙，视其面色青中隐黄，欲按其腹，以手护之。此肝木侮脾土，饮食停滞，六君加木香，一剂而安。

一产妇恶寒发热，余用八珍汤加炮姜治之，其家不信，用小柴胡汤汗出不止，谵语不绝，烦热作渴，肢体抽搐，后用十全大补汤益甚，脉洪大，重按全无，仍以前汤加附子，四剂稍缓，数剂而安。

吴菱山[1]治一妇，产后去血过多，食后着脑头疼身痛，寒热如疟，左手弦大，微有寒邪，右手较滑不匀，食饮痰火也，二者因虚而得，宜养正祛邪，遂以茯苓补心汤去地黄，加羌活、青皮、葱、枣，三服汗出身凉，然后八物汤，调理半月后全愈。

一妇产后恶露未尽，瘀血入络，又感寒邪，身热如疟，即以生料豆积散五帖，恶露自下，而寒热除。

一产妇恶露未尽，因起抹身，寒气客于经络，乍寒乍热，脉紧而弦，葱白散二帖而安。

一少妇，产四日，冷物伤脾，呕逆食少，心腹满闷，或时腹胁刺痛，晨寒晚热，夜则恍惚谵语，昼则抽搐，颇类风状，诸医莫测，或用甘温行血，以寒凉退实热，半月不效。汪至诊其脉弦而紧，遂今按之小腹急痛，知瘀血未尽也，思恶露已下，未必还有余血，偶因寒凉所伤，瘀血停滞下焦，日久客于经脉，所以变生诸症，须得大调经散，倍入琥珀，化诸恶血成水，其患方愈，遂合前药服之。五日后，行恶水斗许，臭不可近，人觉倦，病势减，然后以人参养荣汤数十帖，月余如初。

---

① 吴菱山：元代医家。

往来寒热

产后血气虚损，阴阳不和，败血不散，能令乍寒乍热。阴胜则寒，阳胜则热，阴阳相乘，或寒或热。此四句解阴阳不和，乍寒乍热。若因产后劳伤脏腑，血弱不得宣越，故令败血不散，入于肺则热，入于脾则寒。此五句解败血不散、乍寒乍热。若误作疟治之，则谬矣。亦有去血过多，而发寒热者，当用补血养阴之药；饮食内伤而致发热者，须用消食克削之药，宜随症治之。

加减乌金散

治产后寒热似疟。

增损柴胡汤

治产后虚发寒热，饮食少，腹胀。

汤内去黄芩，加归、芎、芍、陈皮。

产后骨蒸

五劳、六极、七情诸症治法，杂症虚劳门可稽，第妇人致此因经行过多，及胎产损伤，或饮食起居，七情重伤肝脾所致，或失于调理，或过于攻伐而成，与男子治法，稍有不同。

《良方》云：骨蒸劳者，由积热附于骨而然也，亦曰传[①]尸骨蒸，复连无辜，此症皆由脾胃亏损所致，其形羸瘦，腹胀泄痢，肢体无力；传于肾，则盗汗不止，腰膝冷痛，梦与鬼交，小便赤黄；传于心，则心神怔悸，喜怒不时，颊现赤色，乍寒乍热；传于肺，则胸满短气，咳嗽吐痰，皮肤甲错；传于肝，则两目昏暗，胁下妨痛，闭户忿怒。五脏既病，则难治疗。

---

① 传：原作"傅"，据医理改，下同。

加味四物汤

四物加地骨皮、牡丹皮，名曰双战，一方加白术。

黄连散

治妇人骨蒸劳热，四肢昏沉，背腰疼痛，面色萎黄，渐渐无力。

黄连　知母各两　鳖甲　柴胡　木通各两半　麦冬　地骨皮　白术　黄芩　犀角屑各七钱五分　胆草　炙甘草各五分

为粗散，每服四钱，水二钟，姜一钱，淡竹叶二十片，煎至六分温服。

青蒿散

治妇人骨蒸劳热，四肢烦疼，日渐羸瘦。

青蒿　鳖甲各一两　柴胡两半　黄连　黄芪　桑皮　白术　山栀　知母分七钱　地骨皮　甘草各五分　胆草二钱半

为粗末，每服四钱，水一钟，入生姜一钱三分，煎六分温服。

天灵盖散

治妇人传尸骨蒸劳，四肢无力，至晚即热，两颊红，饮食不下，心神烦躁，治传尸劳瘵①。

天灵盖　安息香　地骨皮　当归　人参　山栀　贝母　黄连　桃仁　槟榔　鳖甲　柴胡　生地　赤苓　麦冬　阿魏

为粗末，每服四钱，童便一大盏，桃柳枝各七寸，生姜五片，葱白五寸，煎至七分，去渣温服。

益母草丸

治妇人骨蒸劳嗽，月候不通，心神烦热，四肢疼痛。

益母草　青蒿各二斤　桃枝　柳枝各长一尺

切细，用童便一斗，银锅中煎至三升，绞去渣，煎成膏，柴胡、赤芍药、犀角屑各二两，鳖甲制三两，桃仁制净三两，天灵盖酥炙微黄，朱砂细研水飞过，木香、甘草炙一两为末用，煎膏和捣五七百杵，丸如桐子大，每服三十丸，煎乌梅甘草汤下无时。

---

① 瘵：多指痨病。

产后蓐劳

蓐，草蓐也。产妇坐草艰难，以致过劳心力，故曰蓐劳，此即产后劳倦也。其证则或为寒热如疟，或头疼自汗，或眩晕昏沉，或百节疼痛，或倦怠喘促，饮食不甘，形体虚羸之类，皆其候也，悉当以培补元气为主。

若初产后蓐劳困倦，惟猪腰汤为妙，或用黄雌鸡汤，白茯苓散。

若蓐劳虚汗不止，宜母鸡汤；若兼脏寒者，宜羊肉汤；若气血俱虚者，宜五福饮、十全大补汤；若兼外邪发热者，宜补阴益气煎、补中益气汤；若兼外感发热而中寒，背恶寒者，宜理阴煎，详加减法治之；若兼阳虚内寒者，宜五君子煎，或理阴煎；若阳盛阴虚，兼内热者，宜五福饮加芍药、黄芩、地骨皮之类，随宜用之。

《良方①》论云：产后蓐劳者，由生产日浅，血气弱，元未平复，不满日月，气血虚羸，将养失所，而风冷客之，风冷搏于血气，则不能温养肌肤，使人虚乏劳倦，乍卧乍起，颜容憔悴，饮食不消，风冷客气感于肺，故令咳嗽口干，头昏百节疼痛，荣卫受于风邪，流注脏腑，时有盗汗，寒热如疟，背胸烦闷，四肢不举，此则蓐劳之候也。又曰：妇人因产理不顺，疲极筋力，忧劳心思，致令虚羸，寒热如疟，头痛自汗，肢体倦怠，咳嗽痰逆，腹中绞刺，名曰蓐劳。

《产宝》论曰：产后虚羸者，因产损伤脏腑，劳侵气血，轻者将养满月即愈，若中年及难产者，毋论日期，必须调养平复，方可涉喧，不然日月虽满，气血犹未调和，必患此虚羸也。夫产则血气损伤脏腑，虚弱而风冷客之，风冷搏于气血，不能温养皮肤，使人虚乏疲顿，面色萎黄，经络痞塞，腹中坚痛，四肢酸疼，月水或断或来，或遇经水即头目昏眩，胸背拘急，体疼身热，或经水不通，风冷入于子脏，则胞脏冷，亦使无子，谓之风虚劳损也。按群方，如琥珀、附子、肉桂、赤芍、鳖甲，皆可选用；

---

① 良方：原作"季方"，据文义改，即《妇人大全良方》。

如经水调，琥珀、吴茱萸、三棱、干姜、五灵脂、桃仁亦所不忌，十全大补最佳。

又论产后蓐劳，多因元气不复，以致盗汗咳嗽，寒热食少，头目四肢腹痛，当补脾肾为主，饮食一进，精气生化，诸脏有所依赖，仍参虚烦发热论治之。若脾虚而不能生血，六君子汤加当归。若脾肺气虚而咳嗽口干，用补中益气汤加麦冬、五味子。若中气虚而口干头晕，补中益气加蔓、荆。若肝经血虚而肢脾作痛，四物参、术。若肝脾虚弱，而自汗盗汗，寒热往来，六味丸加五味。若体虚血燥，皮肤瘙痒，加味逍遥散。设有不治，必有皮聚毛落，饮食不长，肌肤骨髓中热，经闭不行，谓之痨骨蒸，而人斯毙矣。是故有无热虚劳者，血气不足，脏腑虚寒，以致脐下冷痛，手足时寒，月经失常，饮食不消，呕吐畏寒发热，骨节酸疼，肌肤羸瘦，面色萎黄，附子理中汤，黄芪建中汤，俱可选用。又有有热虚劳者，心肺壅热，伤于气血，以致心神烦躁，颊赤头疼，心忪盗汗肌瘦，寒热往来，逍遥散、秦艽散皆可选用。大抵①午前热者，属气分，清心莲子汤；午后热者，属血分，四物汤加参、术、丹皮。热从左边起，肝火也，实则四物汤加龙胆、山栀，虚则四物参、术、黄芪。热从脐下起，阴火也，四物、参、术、黄柏、知母酒拌炒，黑五味、麦冬、肉桂，如不应用加八味丸，不时而热，或无定处，或从脚心起，此无根虚火也，加减八味丸，及十全大补加麦冬、五味。立斋云：有内外真寒，有内外真热，亦有内真热而外假寒者，内真寒而外假热者。若饮食难化，大便不实，肠鸣腹痛，饮食畏寒，手足逆冷，面黄呕吐，畏见风寒，此内真热，而内外真寒之症也，宜用附子理中汤以回阳，八味地黄丸以壮②火。若饮食如常，大便坚实，胸腹痞胀，饮食喜冷，手足烦热，面赤呕吐，不畏风寒，此内外真热之症也，宜用黄连解毒汤以消饮，六味丸以壮水。若饮食如常，大便坚实，胸腹痞闷，饮食喜寒，手足逆冷，面黄呕吐，畏见风寒，此内真热，而外假寒也，亦用解毒汤、六味丸。若饮食少思，大便不实，吞酸嗳气，

---

① 抵：原作"低"，据文义改。
② 壮：原作"状"，据文义改。

胸腹痞满，手足逆冷，面赤呕吐，畏见风寒，此内真寒，而外假热也，亦用附子理中汤、八味丸，当求其属而治之。经曰：益火之源，以消阴翳；壮水之主，以制阳光。不知真水火而泛，以寒热药治之，则旧疾未去，新病复生矣。夫所谓属者犹主也，谓心肾也，求其属也者，言水火不足，而求之于心肾也。火之源者，阳气之根，即心是也。水之主者，阴气之根，即肾是也。非谓火为心，源为肝，水为肾，主为肺也[①]。

石子汤

治产后虚羸喘乏，乍寒乍热如疟，四肢疼痛，面色萎黄。

猪石子一双，去脂膜　香豉　葱白　粳米　当归　芍药各二两

一方无香豉，有知母，《广济》[②]内有人参，无芍药，分三服煎。

猪腰子粥

治蓐劳发热。

腰子一枚，切作柳片，以盐酒拌，先用粳米一合，入葱椒煮粥，盐醋和，将腰子铺碗底，以热粥盖之，如作盦生状，空心服。

秦艽散

治血经有热，月脉凝滞，五心烦倦。

秦艽　麦冬　当归　生地　地骨皮　郁金　苏木

研为细末，每服一钱五分，水一盏，红花少许，同煎至七分温服。若经脉调，不用红花，此方可服一年。

鳖甲地黄汤

治热劳，手足烦热，怔忡悸闷，妇人血室有干血，身羸瘦。

鳖甲　熟地　当归　柴胡　白术　茯苓　麦冬　石斛[③]　秦艽　人参　肉桂　炙甘草各五分

每服四钱，生姜、乌梅同煎。

---

① 也：《校注妇人良方·妇人冷劳方论》此后有"大抵寒亦抑心，热亦强肾，在治者审之"。

② 广济：即《广济方》。

③ 斛：原作"解"，据医理改。

阿胶丸

治劳嗽出血咯血，发热晡热，口渴①盗汗。

阿胶　生地　卷柏叶　山药　大蓟根　五味子　鸡苏各两　柏子仁
人参　防风

炼蜜丸弹子大，细嚼，麦冬煎汤下一丸。

数方

治无热虚劳，虚寒，即冷劳。

人参鳖甲丸

产未百日，体中虚损，或劳动致成蓐劳，其状虚羸，乍起乍卧，饮
食不消，时有咳嗽，头目昏痛，发歇无常，盗汗，寒热如疟，背膊拘急
沉困。

人参二钱　桂心五钱　当归四钱　桑寄生　桃仁　白茯苓　麦冬各
一钱　熟地六钱　续断一钱　炙甘草一钱　牛膝四钱　鳖甲各钱　炙黄芪
一钱

为细末，先以猪腰一对，去筋膜，以水两大碗，生姜三片，枣三枚，
煎一碗，去猪腰、姜、枣，然后入药末五钱，葱白三钱，乌梅一个，荆芥
五穗，煎至七分去渣，空心晚食前温服。此药神效，或有竟作散煎服。

许仁则方

治产后日浅，视听言语运用，或多遂项膊，肢节皮肉痛，乍寒乍热，
此为蓐劳。

猪肾一双，去脂膜　当归　白芍　生姜各一两　葱白切　桂心各两

水八升煮肾，取六升下药煮，取二升，分温二服。

黄芪建中汤

治产后诸虚不足发热，或恶寒腹痛。

黄芪二钱　白芍四钱　玉桂五钱　甘草一钱

姜枣，食前服，一方加木香。

---

① 渴：原作"喝"，据文义改。

羊肉当归汤

治产后虚羸，乏弱喘息，汗出腹中痛。

肥羊肉一斤，去脂，水一斗，煮八升，去肉　当归两　黄芪两　生姜两

加白芍、桂心、附子、川芎、人参、龙骨、白术、熟地，有寒加吴茱萸，有气加细辛，有热加生地，先煎羊肉汁二大碗，姜枣煎七分服。

紫河车丸

治蓐劳，及产后虚弱亦效。

治验：一妇产未满月，因怒气血流三日，随又劳苦，盗汗日晡潮热，五心如炙，医用黄芩、薄荷，其热愈炽，诊其脉弦大无力，此蓐劳也。四物汤一两，入胡黄连、秦艽、青蒿各半钱，数服热退身凉，后以黄连八珍丸，一料而安。

覲雍氏曰：余友陈言如之室，食少作呕，口吐痰涎，面黄腹痛，月经不调，手足逆冷。此内外俱寒之症，即所谓冷劳也。予以六君子，加附子木香治之而愈。

产后喘促

营者血也，卫者气也，营行脉中，卫行脉外，相随上下，谓之营卫。因产所下过多，营血暴竭，卫气无主，独聚肺中，故令喘也，此名孤阳绝阴，为难治。若恶露不快，败血停凝，上熏于肺，亦令喘急，但服夺命丹血去，喘自定矣。陈无择曰：产后喘急甚可畏，若是败血上熏于肺，犹可责效夺命丹；若感风寒，或因忧怒，饮食酸冷等，夺命丹未可均济，况孤明绝阴乎？若营血暴绝，宜大料煮芎𦵩亦可救，伤风寒宜旋覆花汤，性情郁结宜小调经散，用桑白皮、杏仁煎汤调下，伤食宜服见晛丸、五积散、芎𦵩汤，若脾肺气虚弱用六君、桔梗，或兼外邪更加紫苏，中气虚寒，补中益气加姜、桂，阳气虚脱加附子，瘀血入肺，急用二味参苏饮。

血竭散

治败血冲心，胸满上喘，命在须臾。

真血竭　没药等分

细研，童便好酒共半大盏，煎一沸调下二钱。

方产下一服，上床良久再服，其恶血自循经下行，便不冲上，免生百病。

参苏饮

治产后血入于肺，面黑发喘欲死者。

人参两为末　苏木一两

水两碗，煮取苏木一碗以下，去渣调参末，随时加减服，神效。

夺命丹

治恶露不下，败血上熏于肺，亦令喘急。

五味子汤

治产后喘促，脉伏而厥。

五味子　人参　杏仁各一钱　麦冬　陈皮各钱　姜枣煎

小调经散

治产后性情郁结喘息。

没药　琥珀各钱　桂心钱　麝香五分　细辛八分　当归二钱　赤芍一钱

为末，桑白皮、杏仁煎汤调下。

大补汤

治产百日外，面赤浮肿，唇白，气喘有汗，乃大虚之症，急服此方。即新产劳伤喘，亦宜此方。

人参　白术　白茯苓　甘草　当归　白芍　熟地　黄芪　五味　干姜　大川芎

服二帖痰不退，即加川乌、木香另磨入服，有泻加诃子、肉豆蔻、粟壳。

香雨叔祖曰：产后气喘多属危症，若寸口脉急数，头汗不止，此不必用药，百无一生，所谓孤阳绝阴也。倘有瘀血风寒等症，自可见症，用药而愈。

觐雍曰：予夙闻。

老父曰：产后冒风寒而喘者，非旋覆花汤不可。又见香雨叔祖所录医案云：一妇产于母家，越数日接归，舟中为风寒所袭，气喘不卧，用旋覆花汤一剂而愈。适芳嘉桥董姓，其妇症候类是，予知为风寒所乘也，即以是汤予之，应之如响。

产后癫狂乍见鬼神状

产后多喜多怒，时发癫狂，言语无伦，甚有不顾身体者，皆五志所发为热，甚则多喜。火热制金，不能平木，则肝热而多怒也。又热发于中，则多属阳明经，谓阳明之厥则癫，又谓服膏粱芳香石药，则气栗悍发为癫狂。大率因痰结于心胸中间，宜开痰镇心神；又神不守舍，狂言实，作久不愈，如心经蓄热，当清心除热；如痰迷心窍，当去痰宁心，宜大吐下则愈。

一产妇身热感风，遍身麻痹，手足牵搐，口喎痰盛，言语无伦，乃痰结胸膈，心经蓄热之症。

清心归脾汤

橘红五分　胆星二钱　茯神三钱　杏仁二钱　人参二钱　当归三钱枳实五分　半夏①一钱　川芎八分　柏仁八分　白术二钱　五味五分　甘草四分

产后妄言妄见，由气血虚而神魂无依也。夫心藏神主血，而言乃心声也，心有血而神存，则言不妄发。又肝藏魂藏血，而目乃肝之窍也，目待血而司视，则瞳瞭而视正。若夫产后血暴竭，则心神失守，故言出无伦；肝魂无依，则瞳眣妄见。沉心为一身之主，一虚证见于心目，则十二官各失其职，而不知充，是以视听言动皆有虚妄焉。治法当论产期，块痛有无缓急。若分娩儿下之后，块痛未除，先服生化汤二三帖，服药痛止，即继服加参生化汤，或补中益气汤加安神定志丸；若产日久，形气不足，即当

---

① 夏：原作"麦"，据医理改。

大补为主。病家毋求速效，医家毋论邪祟。

产后狂言谵语，如见鬼神，盖缘惊恐，散血冲心，昏闷发狂；或因产伤血脉，心气既虚，败血停积，上干于心，心中烦躁，言语颠错，卧起不安，乍见鬼神；又有风痰壅盛，迷塞心窍，亦致癫狂，当审症治之。

荷叶散

治产后败血冲心，发热狂言，奔走，脉虚大者，夏月尤效。

干荷叶钱　生地一钱　牡丹皮钱

加玄胡、甘草，浓煎汤调生蒲黄末二钱，一服则定。

茯神散

治产后血邪，心神忧惚，言语失度，睡卧不安。

茯神钱　人参八分　龙齿　琥珀　赤芍　牛膝　远志　桂心各钱　生地一钱　石菖蒲八分

有热去桂心，加酒炒川连，有痰加胆星、制半夏。

柏子仁散

治产后狂言乱语。皆因内虚，败血挟邪气攻心。

柏子仁　远志各钱　人参八分　桑寄生　防风各钱　琥珀八分　当归钱　枣仁钱　生地三钱　甘草四分

用白羊心一个不切片，或白羊心水二钟，煎一钟作水煎药。

产后惊悸恍惚或中风

产后脏虚，心神惊悸，由体虚心气不足，心之经为风邪所乘，或恐惧忧迫，亦令心气受邪，若惊不已，则悸动随之其状，目睛不转，眼不能动，诊其脉动则为惊，弱则为悸，令人心神忧惚不定也。

白茯苓散

治产后心神惊悸，言语失常，冒昧昏愦。

白茯苓　熟地　人参　远志　白芍　炙黄芪　桂心　当归　炙甘草　麦冬　菖蒲　桑寄生　姜三片　枣二枚　竹叶二十片

香雨叔祖曰：产后心闷气绝，眼张口噤，遍身强直，腰背反偃，状如痫疾，心忪惊悸，言语错乱，皆是宿有风毒，因产心气虚弱，发成风痉。

又曰：产后中风忧惚者，由心主血，血气通于营卫脏腑，遍循经络，产则血气俱伤，脏腑皆虚，心不能统于诸脏，营卫不和，即为风邪所乘，则令心神恍惚不定，当大补气血为主，而佐以各方。盖风为虚极之假象，固其本源，诸病自退，若专治风则速其危矣。

七宝散

初产后服之，调和气血，补虚安邪，治惊悸。

朱砂　桂心　当归　川芎　人参　茯苓　羚羊角　干姜

为末，每①服一钱，用羌活头，淋酒调下。不饮酒者，用清米饮调下。心烦热闷，麦冬去心调下。心烦闷而痛，童便调下。觉热减姜桂。

又方

治产后心虚气弱，宿有风毒，腰背强直，或歌哭乱言。

当归　川芎　白芍　生地　白术　茯苓　甘草　远志　防风　独活　肉桂　白鲜皮　石菖蒲

好银四两，先煎汁，作水煎。

干地黄散

治产后惊悸，志意不定，心虚风邪所致。

茯神七钱半　熟地黄一两　远志七钱半　白薇两　龙齿两　防风五钱　人参七钱半　羌活七钱半　炙甘草五钱　黄芪两　桂心五钱

恍惚加荆芥，一方无桂心、熟地、羌活、甘草，芪换生地、独活，名茯苓散。

人参散

治产后脏腑虚，心忪惊悸，言语错乱。

麦冬　人参各四钱　牛黄　白薇二钱　茯神　独活　远志　生地　朱②砂　防风　天竺黄　甘草　龙齿各四钱　麝③香钱

---

① 每：原作"母"，据文义改。
② 朱：原作"株"，据文义改。
③ 麝：原作"射"，据医理改。

为末，薄荷酒下。

远志散

治产后脏虚，惊悸，腹中急痛，或时怕怖，夜卧不安。

远志　麦冬　黄芪　当归　人参　白术　独活　茯苓　桂心　熟地柏子仁　石菖蒲　山茱萸　钟乳粉　阿胶炒。各两

为末蜜丸，温酒三十丸，拘时服。

琥珀寿星丸

治心神恍惚，夜梦不安，痰迷心窍，遇事健忘。

琥珀一钱　珍珠一钱　麦冬三钱　茯苓二钱　南星三钱　菖蒲一钱白芷一钱　射干少许　牛黄一钱　朱砂二钱

为末，蜜丸如弹子大，茶汤送下。

惊气丸

治惊忧积气，心受风邪，发则牙关紧急，涎潮昏塞，醒则精神如痴。

附子　麻黄　白花蛇　蚕茧　天麻　朱砂　全蝎　南星

为末入脑少许。蜜丸桐子大，每服二十丸，金银薄荷汤下。

抱胆丸

治产后血虚，惊气入心，及癫痫疯狂，或室女经脉通行，惊邪蕴结。

水银一两　黑铅两半　朱砂两　乳香

将黑铅入铫子内熔化，下水银结成砂子，次下朱砂，滴乳，未乘热①用柳木捶匀，丸如芡实大，每服一丸，空心金银薄荷汤化下，得睡切莫惊觉，觉来即安，妙香散亦善。

琥珀散

治产后中风恍惚，语涩，心神烦闷，四肢不遂。

琥珀　茯神各一两　远志　菖蒲　黄芪　防风　独活　人参　麦冬芎藭　桑寄生　赤芍　羚羊角　犀各五钱　炙甘草一钱半

水煎服。

---

① 未乘热：乘未热。

天麻丸

产后中风恍惚，语涩，四肢不遂。

天麻　朱砂　防风　羌活　僵①蚕七两半　干蝎　白附子　五灵脂　雄雀粪　牛黄清研。各一钱半

为末，糯米饭为丸，梧子大，薄荷酒送下，二三十丸日进两服。

辰砂远志丸

产后中风，消风化痰，安神镇心。

远志　菖蒲　人参　茯神　辰砂各五钱　川芎　山药　铁粉　麦冬　细辛　天麻　半夏　南星　白附子

为末姜汁糊，丸如绿豆大，以朱砂为衣，每服三十丸，夜卧姜汤下。

治验：一产妇患惊悸二度，服琥珀地黄丸，局方妙香散随效，再患服之，其症益甚，而脉浮大，按之如无，发热恶寒。此血气俱虚，十全大补、加味归脾二汤，各百余剂而愈。后遇惊恐劳怒复作，仍服前药而安。

一产后患风痉症，依仲景有汗为柔痉，桂枝汤；无汗为刚痉，用麻黄汤。产后气血两虚，不可一例看，用十全大补汤。不应，加附子。再不应，是药力弗逮也，仍用参附汤，多服，余常用参、芪数斤，附子数枚而愈。

一产妇患中风恍惚症，盗汗自汗，发热晡热，面色黄白，四肢畏冷，此气血两虚，用八珍汤不应，十全大补、加味归脾二汤始应，后因劳怒发厥昏愦，左目牵紧，两唇抽动，小便自遗，余谓肝火炽盛，十全大补加钓藤②山栀而安，更用十全大补、辰砂、远志丸而愈。

二叔曰：产后中风，由产时伤动血气，劳损脏腑，未曾平复，起早劳动，致令气虚，而风邪乘虚入之，故中风。风邪客于皮肤经络，但痛痹，羸乏少气；筋脉乘之，则挛急㖞僻矣；夹湿则纵缓虚弱；若入诸脏，恍惚惊悸，其牙关紧急，角弓反张及口吐痰沫，舌不能言，目直视无神者，皆不治之症也。

---

① 僵：原作"姜"，据医理改。
② 藤：原作"屯"，据医理改。

防风汤

治产后中风，背项强急，胸满短。

防风　独活　当归　人参　川芎　白芍　甘草　葛根　荆芥

痰多加半夏、胆星、橘红，肢节痛加红花、秦艽、寄生。

云岐方

治产后中风，半身手足不遂，言语謇涩，恍惚多忘，精神不定。

独活　当归　芍药　川芎　防风　天麻　茯神　桂心　钩藤　秦艽
元参

应验方

治产后气血不多，风邪所袭，肢体挛痛，背项强直。

防风　赤芍　桂心　羚羊角^①　川芎　当归　枣仁　羌活　牛蒡子

大豆紫汤

治产后中风困^②笃，背强，口噤，或吐泻，直视烦热。

川独活两^③半　大黑豆半升

以独活和酒煎二三沸，别炒豆焦令烟出，急投酒中密封候冷，去豆渣，每用二合许，得少汗愈，服此药去风消血。

应验方

治产后中风背身强直，有如绳束。

当归　川芎　芍药　枣仁　羌活　防风　羚羊角　桑白皮

千金当归散

治产后中风，牙关紧急，不省人事，口时涎沫，手足瘛疭。

当归　荆芥穗

为细末，豆淋酒调服，如牙关紧急，干开微微灌之，断噤则灌入鼻中，但下咽即生，屡用救人大有神效。

牙关紧急，角弓反张，以苏合丸，调在煎剂中服。

---

① 羚羊角：原作"羚羊"，据医理改。
② 困：原作"因"，据文义改。
③ 两：原作"南"，据文义改。

济危丹

治产后去血过多，气无所主，以致唇青肉冷，汗出，目瞑神昏，命在须臾，此虚极生风也，急服此药。

乳香　灵脂　硫黄　元精石　阿胶　米柏　桑寄生　陈皮

用生地汁丸桐子大，温酒下，或下当归汤。

产后发痉

老父曰：产后发痉，乃阴血大亏症也，其症则腰背反张，戴眼直视，或四肢强劲，身体抽搐。在伤寒家虽有刚痉、柔痉之辨，然总之则无非血燥、血枯之病，而实惟足太阳与少阴主之。盖膀胱与肾为表里，肾主精血，而太阳之脉络，于头目项背，所以为病。若此若其所致之由，则凡如伤寒，误为大汗以亡液，大下以亡阴，或溃疡脓血，大泄之后，乃有此症。故在产后亦惟去血过多，或大汗大泻，而然其为元气亏极，血液枯败故也。可知凡遇此症，速当察其阴阳，大补气血，用大补元煎，或理阴煎，乃十全大补汤之类，庶保其生，若认为风痰，而用发散消导等剂，则死无疑矣。

二叔曰：瘈者，筋脉拘急也；疭者，筋脉张纵也。经云：肝主筋而藏血。盖肝气为阳为火，肝血为阴为水，此症因产血过多，阳大炽盛，筋无所养而然耳，又有四肢筋脉，拘挛一症，是气血不足，脏腑俱虚，劳后虚损，正气未复，为风所乘，风邪冷气客于皮肤经络，手足顽痹不仁，风气入于筋脉夹寒则挛急也。

十二圣防风汤

治风虚发热，项背手足抽急，肢节不遂①，恍惚狂言，亦治脚气缓弱甚效。

人参八分　白术钱　当归四钱　白芍钱　远志钱　川断钱　半夏钱

---

① 遂：原为随，据文义改。

甘草三分　秦艽钱　独活钱　防风钱　防己钱

如内热盛加酒炒黄芩，入麝香少许，有加升麻、石膏、麻黄、黄芩者，临症斟酌用之。

增损柴胡汤

治产后感异症，手足牵搐，涎潮昏闷。

柴胡　人参　甘草　知母　半夏　石膏　黄芪　枣二枚

秦艽汤

前症已去，次服此药，去其风邪。

秦艽　芍药　柴胡　黄芩　防风　人参　半夏　甘草炙　姜二片

产后浮肿

二叔曰：产后浮肿者，败血乘虚停积，循经流入四肢，留淫日久，腐烂如水，腹痛面黄，四肢浮肿，医人不识，便作水气治之，凡治水多用导水药，产后既虚，又用药虚之，是谓重虚，往往多致夭枉[①]，但服调经散，血行肿消则愈。又有因脾气虚，脾属土，土虚不能克水，水渍而妄行，不能通调水道，下输膀胱，反流溢四肢经络而作肿者，须温补脾胃，加以渗泄之剂，则肿消而自愈。

小调经散

治产后败血，流入肢体作肿。

没药钱　琥珀八分　桂心一钱　当归一钱　芍药酒炒，钱　细辛五分
麝香三分

姜汁温酒少许调服。

胜湿煎

治脾虚作肿。

白术四钱　茯苓四钱　炒芍药钱　山药钱　苍术钱　腹皮钱　泽泻两

---

① 夭枉：夭亡。

车前钱　当归钱　木瓜钱　肉桂六分　陈皮八分

鲤鱼汁一盏，加姜灯草，饱闷加砂仁、木香，痰喘加桑皮、半夏，有食积去归芍，加神曲、山楂、砂仁、麦芽炒。

辅元汤

治气虚作肿，气急潮热。

人参　白术　茯苓　甘草　当归　川芎　白芍　熟地　香附　柴胡　小茴香

姜三片，空心服，肚痛加延胡、枳壳，呕恶加良姜、砂仁，手足麻痹，加肉桂，咳嗽加五味、款冬、杏仁。

旋覆花汤

治冒风寒，浮肿气喘。

旋覆花　赤芍　荆芥　前胡　五味　甘草　半夏曲　杏仁　茯苓

壮实人感重加麻黄。

加味全生白术散

治产后脾虚，脾湿肿满，小便不利。

白术　茯苓　山药　米仁　木瓜　苍术　陈皮　泽泻　腹皮　车前

香雨叔祖曰：败血停积浮肿，用小调经散，脾虚土不制水，当温补脾胃，此大效①也。又有因饮食停滞，脾胃不运而肿者，须消食调脾，亦有风寒外袭经络而作肿者，须散风祛邪。陈无择曰：产后浮肿多端，有自怀妊肿至产后者，亦有产后失于调理，外感寒暑风湿，内作喜怒忧惊，血与气相搏，留滞经络，气分血分，不可不辨，当随其证脉②而治之可也。小调经散，治血分固效，但力浅，不若吴茱萸汤、枳术汤、夺魂丹、大调经散皆可选用。又曰：产后劳伤血气，腠理虚，则为风邪所乘，邪搏于气，不得宣通，故令虚肿。轻浮是邪搏于气，气肿也；若皮肤如熟李状，则变为水肿。气肿者，发汗则愈，经所谓开鬼门也；水肿者，利小便则瘥，经所谓洁净府也。如浮肿至膝，喘嗽，加木香、槟榔，谓气多也；如浮肿又

---

① 效：原作"校"，据文义改。

② 脉：原作"派"，据文义改。

头痛昏冒，加羌活、川芎，谓风多也。如只浮肿，止七圣丸白汤下，日加以利为度，本方服东垣中满分消丸，四物吞之。丹溪治产后肿，必用大补气血为主，少佐苍术、茯苓使水自利。立斋以寒水侮土，宜养脾肺；若气虚浮肿，宜益脾胃；若水气浮肿，宜补中气加参，杂症分门主治。

大调经散

大豆炒去皮，两半　茯神两　琥珀两

心腹坚大，水饮作。

白术散

枳实半两　白术二两

每服四钱，腹中软即当散之。

丹溪治体虚而有湿热之积，上焦满关，补中导水。

白术　茯苓　陈皮　川芎　木通

治产后血虚，风肿水肿。

泽兰　防己

补脾肾，利水道，加减肾气丸。

加味八味丸

产后七日外水肿。

人参　白术各半钱　茯苓　芍药各钱　陈皮　木瓜　紫苏　木通　腹皮　苍术　厚朴各四分

寒邪湿气伤表，无汗而肿。

姜皮、半夏、苏叶加于补气方中以表汗。

五加皮散

产后风湿客伤脾经，气血凝滞，致面目浮肿，四肢肿，气喘。

五加皮钱　地骨皮钱　大腹皮钱　茯苓皮二钱　生姜皮钱

汉防己散

产后风虚气壅，上攻头面浮肿。

汉防己　猪苓　枳壳　桑皮　甘草　商陆

牡丹皮汤

血藏气塞不通，面目浮肿，又名损金汤。

牡丹皮　大黄煨　芒硝　瓜蒌子　桃仁

每服五钱，水三盅，煎至一盅半，去渣入硝又煎，分二服。

夺魂丹

治产后虚肿喘促，利小便则愈。

生姜二两，取汁　白面二两　大半夏七枚

用生姜汁和面，裹半夏为七饼子，煨焦熟为末，水调一盏，小便利必效。

加味吴茱萸汤

妇人脏气本虚，宿夹风冷，胸膈满痛，腹胁绞刺，呕吐恶心，饮食减少，身面虚浮，恶寒战，或泄泻不止，少气羸困，因生产脏气暴虚，邪冷内胜，宿疾转增。

吴茱萸　干姜　桂心　防风　细辛　当归　丹皮　赤茯苓　半夏　桔梗　麦冬　甘草

每服五钱，水煎，食前服。

一方

治产后四肢微肿，用柑皮为末，每服二钱，酒调下。

一方

去肌浮。

砂仁　木香六钱　香附二两　赤茯苓两　益母草六钱

为末，生姜丸，桐子大，每服十丸，空心酒下。

甄雍氏曰：西关外望京桥孙姓有一产妇，饮食少思，鲍恒一予消导之剂，四肢浮肿，延予视之。余谓此中气不足，朝用补中益气汤，又用六君子汤而愈，后因怒腹胀，误服沉香化气丸，吐泻饮食不进，小便涩，肚腹四肢浮肿，用金匮加减肾气丸而愈。

郭世医[①]治一产妇，泄泻，四肢面目浮肿，喘促恶寒，彼谓脾胃虚寒，用六君加姜桂而泄泻愈，用补中益气而脾胃健。杜氏治张宣徽待宠，产后半月，忽患浮肿，急召产科医治经半月不瘥，召杜治之。杜曰：诸医

---

① 郭世医：宋代医家郭稽中。

作何病。曰：皆云水气浮肿。杜曰：非也，夫水气发咳嗽，小便涩是也，今小便不涩，不发咳嗽，惟手足寒，乃血藏虚，气塞不通流，面生浮肿，遂用益血和气药治之，旬日病去七八，经半月全愈，其药乃灵苑方^①牡丹皮散也，牡丹皮散治血藏风虚冷，今产科家多用此药，治产后诸病如神，更名损金汤者是也。

觐雍氏曰：予治望京门，夏姓一产妇，四肢浮肿，寒热往来，此由败血流入经络，渗于四肢，气喘咳嗽，胸膈不利，口吐酸水，两胁疼痛，遂用旋覆花汤微汗渐解，顿服小调经散，用泽兰梗煎汤调下，肿气渐消。

叔祖香雨公曰：杂症治肿，大抵以发汗，利小便为主，独产后最宜慎重，两者俱不可轻用。第一在血滞发肿，便当行血，没药、琥珀、细辛、麝香之类是也；第二在血虚发肿，便当补血，参、术、归、芍之类是也。血滞发肿，肚腹必有紫红筋起，或遍身带红色，血虚者无此，予皆屡试之而然，是岂习杂症者所能究心乎。

香雨叔祖曰：予治张姓、陆姓之妇，皆系四肢浮肿，大便泄泻，小便短涩，此脏腑虚寒，火气全少，不能生脾土以致此症，俱用金匮肾气丸煎服，不数日肿消泻止。又有李尚书孙女归宁^②小产，喘促咳嗽难卧，浮肿，此系风邪所感，正合《内经》开鬼门之说，予用荆芥、旋覆微汗之药，彼家不信，又延一医，竟用人参、五味等药，未儿而殁，治病安可杜撰。

产后诸凶候总论

夫产后遍身疼痛，口噤^③心闷，霎时不语，如眼花摇乱，乍寒乍热，切不可误以为暗风；四肢倏然浮肿，切不可误以为水气；言语癫狂，乍见鬼神，切不可误以为邪祟；腹胁胀满，呕逆不定，切不可误以为翻胃^④；小

---

① 灵苑方：沈括著，已佚。
② 归宁：回家省亲。多指已嫁女子回娘家看望父母。
③ 噤：原作"禁"，据文义改。
④ 翻胃：反胃。

便出血，切不可误以为五淋。总之气消血败，荣卫不理之故也。

产后腹胀呕吐霍乱

胃受水谷，脾主运化，生血生气，内濡脏腑者也。因产恶露不多，败血乘虚，散于脾胃，脾受之不能运化精微，而成腹胀满闷，胃受之不能受纳水谷，而生呕逆。又有恶露过多，气无所主，聚于脾胃，而为胀满呕逆者，若以寻能治胀，止吐药疗之，病与药不相干，转伤动正气，疾愈难治。若恶露不下，呃[1]逆腹胀，又是热凝于肝，宜抵圣汤，人参、赤芍、陈皮、甘草、干姜、泽兰；若浑身筋骨疼痛，本方加附子名透经汤；若脉带虚弦兼数，是败血作热生痰，用前抵圣或乳没血竭丸，童便酒下；或腹胀呕吐不纳水谷，乃脾胃受寒，用治中汤而愈；若饮食停于脾，宜六君厚朴；若饮食伤于胃，宜用六君，或人参养胃汤，大凡损其脾者，当节其饮食为先；若寒水侮脾益黄散，肝木侮脾土，六君子、升麻、柴胡；命门火衰，不能生土，八味丸；呕吐泄泻，手足俱冷，肚腹作痛，乃阳气虚寒，急用附子理中汤；痰饮者，治之半夏生姜汤；又有血秽入胃，呕吐痰涎，口干小腹痛块攻心，晕厥红涎，粪黑者，宜清消无秽汤，归尾、生地、蒲黄、延胡、赤芍、陈皮、砂仁、半夏、藿香、甘草、山楂、姜汁、童便、薤白汁、淡竹叶之类；若产前过食煎烧，惹痰呕涎，至产后无秽，而口干呕红，食饮下，而胸胁痛厥，名曰血秽入胃，能阻食痰呕也，亦宜前汤。

又有产后霍乱，气血俱伤，脏腑虚损，或饮食不消，触冒生冷，阴阳不顺，清浊相干，气乱于[2]胃之间，正[3]邪相搏，冷热不调，上吐下利，故名霍乱。

加味平胃散

治腹胀。

---

① 呃：原作"嘱"，据文义改。

② 于：原作"干"，据文义改。

③ 正：原作"真"，据文义改。

苍术　厚朴　陈皮　甘草　人参　砂仁　神曲　莱菔子

巨胜汤

治产后腹胀，治呕逆恶心。

赤芍　半夏　泽兰　人参　甘草

加陈皮、厚朴、砂仁、香附、姜煎。

伏龙肝散

治吐逆不受汤药。

伏龙肝

细末，三钱，米汤调下即受。

八味理中丸

治产后血气俱伤，五脏俱虚，少气多汗呕吐。

人参　白术　茯苓　甘草　干姜　神曲　砂仁　麦芽　藿香　半夏曲

姜煎。

治验：一产妇患前症，用抵圣汤，败血已下益甚，小腹重似欲去，后余谓此脾气虚而下陷，用补中益气汤加炮姜，温补脾胃，重坠如失，又用六君子汤而安。

觐雍氏曰：南门外梁姓有一产妇，朝吐痰，暮发热，昼夜无寐，病体危甚，朱景周用清痰降火剂，肌体日瘦，饮食日少，前症倍加，召余视之。余曰早间吐痰，脾气虚也；晚间发热，脾血虚也；昼夜无寐，脾血耗也。遂用六君子、加味逍遥散，加味归脾，以次调理而痊。

香雨叔祖曰：胀呕之病，非理脾则补脾，非暖胃则清胃，至于血秽入胃，人所鲜知，非专门必不究至，故遇斯症，先要问其血之有无多寡，而后定之，舍此方可审其寒热虚实，授以各症之药。

老父验方

治产后恶露去少，胸胀或胸膈疼痛，是恶血冲胃也，二剂而愈。

当归　川芎　白芍　干姜　肉桂　丹皮　红花　砂仁　乌药　川朴

又方

治产后恶露去多，恶心呕哕不止，乃是脾胃虚寒血少之故。

当归　川芎　熟地　白芍　人参　白术　茯苓　甘草　半夏　干姜

乌梅

此方屡验。

扶正汤

治产后霍乱吐泻不止，二叔常云最效。

人参八分　白术　当归钱　草豆蔻钱　甘草　厚朴钱　干姜钱　藿香八分　半夏钱

腹痛者去参术，加良姜一钱，陈皮一钱，半夏二钱，甘草一钱，赤芍一钱半，省头草二钱，水煎。

一方有泽兰叶、干姜，无省头草。

石莲散

治产后胃寒，咳逆呕吐作胀。

石莲两半　茯苓两　丁香五钱

为末，米饮频下。

丁香散

治产后脾胃气寒，心胸满闷，吐逆不受饮食。

丁香三分　人参　槟榔　白术　桂心　当归　厚朴　前胡　甘草　良姜　半夏

二叔删去槟榔。

益黄散

治脾胃虚寒，水反来侮土，呕吐不食，肚腹作痛。

陈皮　青皮　诃子　丁香各二钱　甘草二钱

温中散

治生后霍乱吐泻不止。

人参八分　白术钱　当归钱　砂仁钱　干姜　厚朴　陈皮

姜水煎。

附子散

治产后霍乱不止，手足厥冷。

制附子　炒白术　当归　吴茱萸　桂心　人参　丁香　橘红　甘草　煨姜

产后口鼻黑气、鼻衄论

产后口鼻热气起及鼻衄者，以阳明为经脉之海，起于鼻，交额[1]中，还出颊口，交人中，左之右，右之左。产后气血消散，荣卫不理，乱入于诸经，却还不得，故令口鼻黑气起及变鼻衄。此系产后虚热，热生此病，不可治，胃绝肺败故耳，急服琥珀黑散，或用犀牛角地黄汤。

又有一法，急取绒线一条，并产妇顶心发两条，紧扎系中指节上即止，亦禳厌之一端也。

薛云：按胃脉夹口，绕承浆，盖鼻准属脾土，鼻翼属肺金，胃虚肺损，气脱血死之症，急用二味参苏饮，加附子五钱，亦有生者。

琥珀 朱砂 松烟墨 白草霜 新罗子 附子 白僵蚕 麝香一分 鲤鱼鳞五分 川芎钱

为末，每服二钱，姜汁酒童便和匀，食前调服。

犀牛角地黄汤

治产后气消血败，荣卫不理，散乱入于诸经，不得还元，故口鼻黑气起及[2]变鼻衄，此因产后虚热，变成此症，为胃绝肺败，多死不救，犀角地黄汤主之[3]，十可救一。

犀角五分 生地二钱 白芍钱 丹皮钱 牛膝钱 当归钱 蒲黄钱 水煎。

治验：西关一妇，产后血逆上行，鼻衄，口干心燥，舌黑，盖因瘀血上升，遂用益母丸二丸，童便化下，鼻衄渐止，下血渐通。

---

① 额：据《黄帝内经》原文，疑作"颃"。
② 及：原作"于"，据文义改。
③ 之：原无，据文义补。

产后虚烦余血奔心烦闷

产后余血奔心，盖缘分娩后，不饮童便，以致虚火上炎，或睡卧太速，兼食不相宜食之物所致。薛论四物汤，加茯神、远志，并十全大补汤，此就其气血虚者而言也。若宿血不散，尤当详究之。

金黄散

治恶血上冲，肚腹作痛，或发热烦渴。

延胡　蒲黄各钱　桂心

为末，酒调服，乌梅煎汤调服亦可。

一方

隔纸炒蒲黄三钱，水煎服失笑散亦佳，生后七日内，宿血不散，时时冲心迷闷。

荷叶两钱七半　延胡一两　地黄汁二合

先煮二味，下延胡，忌肉。

产后余血攻心，面青冷气欲绝，羊血一盏，顿服，再服效。

治余血奔心，陈白梅捶碎，浓煎汤饮。

竹叶汤

治产后短气欲绝，心中烦闷。

竹叶细切　麦冬　小麦各一升　甘草两　干姜二两　大枣十二枚

水一升，煮竹叶小麦八升，去滓纳余药，煮三升温服，虚悸加人参二两，少气加糯米五合。

集验产后血气虚烦方《千金》同

生地汁、清酒各一斤，相和煎一沸，分为两服。

又方

生藕汁饮二升效，竹沥亦得。

人参当归散

治去血过多，阴虚生内热，心烦短气，自汗头痛。

熟地　当归　白芍药　人参　肉桂　麦冬　生地黄　梗米一合　竹叶
十片

煎服。

薤白汤

治产后胸中烦热逆气。

薤白　半夏　甘草　人参各两　瓜蒌根二两　麦冬

水一斗，煮四升，分五服，日三夜二，热甚加知母两。

陈无择曰：寻常治诸虚烦热者，竹叶石膏汤、温胆汤，殊不知产后与
寻常不同，如石膏等药不宜轻用，用之必死。

加味香苏饮

治产妇感寒，头痛怕寒身热。

加厚朴、白芷、当归、川芎、苍术，姜水煎。

又方

治产后身热，胸饱恶食，绞痛泄泻。

陈皮　半夏　茯苓　甘草　苍术　厚朴　干姜　山楂　神曲　诃子
姜水煎。

又方

治产后身热，腹痛泄泻。

当归　川芎　白芍　砂仁　延胡　白术　茯苓　神曲　甘草　干姜皮

治验：俞君之内，产后发热晡热，吐血便血，兼盗汗，小便频数，胸
胁胀痛，肚腹痞闷，余曰：此诸脏虚损也，症当固本为善。自恃知医用降
火之剂，致更加泻利肠鸣，呕吐不食，腹痛足治，始信余言。诊其脉，或
浮洪，或沉细，如其面无或青黄，或赤白，此虚寒假热之状，时虽仲夏，
当舍脉从症，先用六君子加炮姜、肉桂数剂，胃气渐复，诸症渐退，更佐
以十全大补汤，半载全愈。

杨姓内眷，所患同前，但唾痰涎，或用温补化痰之剂，不应，面色黧
黑，两尺浮大，按之微细，此因命门火衰，不能生脾土，脾不能生诸脏而
患也，用八味丸补土之母而痊。

产后虚烦发热论

产后虚烦，乃阳随阴散，气血俱虚，若恶寒发热，烦躁作渴，急用十全大补汤。若热愈甚，急加桂附。若作渴面赤，宜用当归补血汤。倘误认为火症，投以凉剂，祸在反掌。

王太仆[①]先生云：如大寒而甚，热之不热，是无火也，烈来复去，昼见夜伏，夜发昼止，不时而热，是无火也，当治其心。如大热而甚，寒之不寒，是无水也，热动复止，倏忽往来，时动时止，是无水也，当助其肾。故心盛则生热，肾盛则生寒，肾虚则寒，动于中，心虚则热，收于内，又热不胜寒，是无火也，寒不胜热，是无水也，治法前症，无水者六味丸，无火者八味丸，气血俱虚者，十全大补与八珍汤。

产后伤寒论

产后发热，头痛身疼，不可便作感冒治，多是血虚或败血作楚。血虚者，阴虚也，阴虚者，阳必凑之，故发热，宜与以平和之剂，必效，如玉露散，或四物汤加柴胡等分煎服，或人参当归散、秦艽鳖甲散、人参轻骨散、人参百拜散、逍遥散，皆可选用。浅学者见发热不退便认热入血室，竟用小柴胡汤而不救者，用竹叶石膏汤而不救者，又有鉴是弊而竟投温剂，其热愈炽者，杜撰臆度，枉伤人命。殊不知产后去血过多而阴虚发热，亦有寒极生热，纵有外感，必须时时照顾产后，从诸方内参酌之，而察诸脉症，无不护安。若是阴阳不和，乍寒乍热，宜增损四物汤；败血不散，宜夺命丹、大调经散、五积散，加醋煎却效。王子亨云：妇人新生去血过多，津液燥少，如中风伤寒、时气之类，虽当发汗，毋令过多。盖产后血气俱虚，日月未满，而起早劳动，为寒所伤，则渐渐恶寒，翕翕发

---

① 王太仆：王冰，唐代医家，曾任太仆令，故后人亦称王太仆。

热，头项肩背骨节疼痛，至七八日乃瘥。妇人产后，亡血汗多，故令郁冒，其脉微弱不能食，大便反坚，但头汗出，所以然者，以血虚下厥，孤阳上出，故但头汗出。

虚人感冒发热，才一二日热不为久，又不为重，便见谵语。此虚不禁热，不可遽用冷剂，然阴盛隔阳于外，亦有头痛，以其病本在阴，而阳又为阴所病，故见阳症也。

玉露饮

治乳脉不行，身体壮热疼痛，头目昏，大便涩。

人参　茯苓　当归　川芎　芍药　甘草　白芷　桔梗

人参当归散详产后虚烦门

五积散

治感冒风寒，头痛体痛，恶寒壮热。若有食不化，胸膈胀痛呕吐，加山楂、神曲、砂仁、香附，亦治恶露不下发热。

产后类伤寒三阳症

产后七日，内外发热，头疼恶寒，毋专[①]谓伤寒太阳症，发热头疼胁痛，毋专谓伤寒少阳症。二症皆由气血两虚，阴阳不和而类外感，治者慎勿轻产执偏，而用麻黄汤以治类太阳症，又勿用柴胡汤以治类少阳症，且产妇脱血之后，而重发汗则虚，虚之祸有不免矣，非谓产后真无伤寒之兼也，非谓麻黄柴胡汤之不对症也，诚恐执偏而轻产，执成方而发表耳，虽明知产后真感风寒，其生化汤纳归芎亦能散之，概当重产而用补，少佐以散剂，庶无误耳。

加味生化汤

治产后三日内发热头痛。

川芎钱　当归二钱　干姜四分　甘草四分　桃仁十粒　羌活四分　防

---

① 毋专：原作"母尚"，据文义改。

风四分

服二剂，头疼身热不除，加白芷八分、细辛四分；若头痛如破，加葱白五个；虚人加人参一钱。

产后类伤寒三阴症

产后潮热有汗，大便不通，毋专论谓阳明症；口燥咽干而渴，毋专论少阴症；腹满液干大便实，毋专论太阴症；又汗出谵语便秘，毋谓胃中有燥粪。当下数症多由劳倦伤脾，运化稽迟，气血枯竭，肠腑燥涸，乃虚症类实，实当补之症。治者毋执偏轻产，而妄议承气汤以治类三阴之症也。若虚弱之产妇，倘一误下则虚，虚之祸大矣。屡见妄下成噎，误守反结；又有血少之妇，数日不通，而一下之，遂致泻不止者。

养正通幽汤

治产后大便闭，类三阴伤寒症。

当归六钱　川芎钱六分　炙甘草五分　桃仁十粒　陈皮四分　肉苁蓉二钱　麻子仁二钱

汗多加黄芪、麻黄根各一钱，人参一钱；口燥渴加麦冬、人参各一钱；腹胀液干便实，加麦冬一钱、枳壳六分、人参二钱、肉苁蓉一钱；汗出谵语便实，乃气血并竭，心神失守，加茯神、枣仁、远志、柏子仁、肉苁蓉、人参、芪、术。

产后疟疾论

产后疟疾，多由瘀血夹寒热而作，或因脾胃虚弱，或因饮食停滞，或外邪所感，或郁怒伤脾，或暑邪所伏，审症而治之。发寒热而时有刺痛者，瘀血也；人素脾胃有亏，常有痰饮者，脾虚胃弱也；寒热交加，头痛无汗者，外感也；胸膈不宽，或胁间胀痛者，郁怒也；发于夏季孟秋，大渴引饮，寒微热盛者，暑邪也。有瘀者行之，脾胃虚弱者调补之，饮食停滞者消化之，感邪者发散之，郁怒伤脾疏解之，暑邪伏者和凉之。疟之为病，虽寒热交作，当先治寒，寒去则病愈过半矣。

又论：产后乍寒乍热，多是败血为害，或阴阴不和，不可作疟疾论，大柴胡汤等药断不可用，是故产后，即有疟疾，俱由污血夹寒热而作，大法宜柴胡四物汤调之，热多者草果饮子，寒多者生熟饮子、四兽饮、养胃汤俱可选用，大抵以扶脾为主，佐以草果饮之类。若胃气稍充，以草果饮为主，佐以补胃之剂；如系饮食所伤，六君加桔梗、苍术、藿香，外邪多而饮食少者，藿香正气散；外邪少而饮食多者，人参养胃汤；劳役所伤，补中益气汤；气血虚弱，十全大补加炮姜；中气虚寒，六君加姜桂；元气脱陷，急加附子。大凡久疟多属元气虚寒，盖气虚则寒，血虚则热，胃虚则恶寒，胃气下陷则寒热交作，或吐泻不食，腹痛烦渴，发热谵语，或手足逆冷，寒战如栗，虽见百症俱当温补脾胃而已，误投清脾截疟之类，多致不起。《准绳》云：产后疟疾，热多寒少者清脾汤。寒多热少者，养胃汤。久而不已者，七宝饮截之。

又论：产后寒热，每日应期而发，其症类疟，不可作疟论，夫气血虚而寒热更作，元气弱，而外邪或侵，虽所见症似类疟，其药必当滋荣益气以退寒热。有汗当加麻黄根；如头有汗而不及手足，此乃孤阳绝阴之危症，当用地黄当归之剂；如明知有寒，头痛无汗，宜于生化汤加羌活、防风、莲须、葱白数根以散之。总之不得竟作疟治耳。

滋荣益气汤

治产后寒热有汗，每午后应期而发。

当归　川芎　人参　生地　白术　黄芪　甘草炙　陈皮　麦冬　麻黄根

七宝饮

常山酒煮　草果煨，去皮　厚朴姜炒　陈皮　青皮　槟榔各钱　甘草三分

草果饮子

治产后疟疾，寒热相半，或多热者宜此。

陈皮　半夏　赤苓　甘草炙　草果　当归　川芎　白芷　青皮　良姜
紫苏　干葛

姜枣煎。

有汗去紫苏、干葛，汗多加参、术，热甚加知母、酒炒黄芩，汗血加
红花、牛膝、丹皮。

生熟饮子

治产后疟疾多寒者。

肉豆蔻钱　草果仁钱　厚朴钱　半夏钱　陈皮钱　青皮钱　甘草三分

一方无半夏，有良姜、生姜、大枣八味等分，生一半，另外一半用
湿绵纸裹，令香熟去纸，与一半生者和匀，食前一服，食后一服，每服
五钱。

诸名公治验：一产妇患疟，发热作渴，胸胀身痛，不食咽酸，此饮
食所伤，脾胃不能消化，六君加神曲、山楂四剂而不作酸，乃去神曲、山
楂，又数剂而饮食进，大便不通至月余，腹始闷，合用猪胆汁导而通之。

一产妇疟久，百病蜂起，脉或洪大，或微细，或弦紧，或沉伏，用
六君加炮姜二十余剂，脉症稍得，又用参术煎膏，佐以归脾汤，百余剂
而痊。

一妇生产，朝寒暮热，或不时寒热，久不愈，用六君、补中益气汤兼
服百余剂而愈。

香雨叔祖曰：予治产后疟疾，必依沈氏[①]，分气血治之，屡多奇效。其
在胎前疟疾多妨碍，难以轻用，至于产后正合此法，故不论乡城皆以沈氏
方为主，佐以产后大补之药百发百中，前此固不可胜计，即今乙未年四月
间，江北卢妇，患产疟疾，系间日午后发有汗，诊其脉沉，余用参、术、
归、芎、红花、牛膝、鳖甲、黄芪、肉桂，一剂稍轻，二三剂而愈。

附沈氏方[②]：治疟先看有汗无汗，汗多当敛汗，无汗即当疏解，但不太
表发耳，逐痰饮是治法，行瘀血是治法。自子时至午时发者属气分，用青

---

① 沈氏：依前后文，应为沈括。
② 沈氏方：此段引自《灵苑方》。

皮、枳壳、香附、陈皮为主，佐以血分之药，寒多用干姜。自午时至亥时发者，属血分，用归、芎、红花、牛膝、丹皮为主，佐以气分之药，寒多用桂枝，汗多亦用桂枝。柴胡无汗多用，有汗少用，黄芩有热多用，无热少用，有食加草果仁，气血少加参术。

香雨叔祖曰：疟疾兼产，或受病非一日，或见症非一端，必功深力久，治至月余，药至百剂方奏全功，前贤论之详矣。今人不察，一二剂不痊，更延一医，甚至议论，错去医疗，多方以致不救，自贻伊戚惜哉。

产后泻利论

夫产后肠胃虚弱，寒邪易侵，未满月时，饮冷当风，邪毒乘虚留于肓膜，散于腹胁，遂成胸胁疼痛，痛如刀刺，流入大肠，水谷不化，洞泄肠鸣，或痢下赤白，急服调中汤。亦有饮食停滞不化，脐腹疼痛，以成泻痢者，宜用磨积丸，消化其滞则愈，若用巴豆、牵牛峻利之剂，祸不旋踵。或饮食伤脾土，或脾土虚不能消化饮食，当从因审治。若米食所伤，六君加谷糵；面食所伤，六君加麦芽；肉食所伤，六君加山楂、神曲；兼呕吐，加藿香；若咽酸或呕吐，用前药送越鞠丸；若肝木克脾土，用六君加柴胡、干姜；寒水反来侮土，钱氏黄散；若久泻元气下陷，兼补中益气以升发阳气；泻痢黄色，乃脾土真气，首加木香、肉豆蔻；若属脾土虚寒，用六君加木香、姜、桂；若脾肾虚寒，用补中益气及四神丸；若属命门火衰而脾土虚寒，用八味丸以补土母；若小便涩滞，肢体渐肿，或兼喘咳，用金匮肾气丸，以补脾肾，利水道；若胃气虚弱，而四肢浮肿，须补肾为主，若久而不愈，是肾气亏损也，必用四神、六味、八味三药以补足三阴，若用分利导水之剂，是益之虚也。

赤白痢论

产后洞泄痢疾者，由产劳伤，脏腑不足，日月未满，虚乏未复，或劳动太早，外伤风冷，或误食生冷难化之物，伤于脾胃，皆令洞泄水泻，甚者变为痢也。若血渗入大肠，则为血痢难治，世谓之产子痢也，得冷则白，或如鱼脑，得热则赤黄，或为瘀血。若冷热相搏，则下痢赤白，或脓血相乘，若下痢青色，则极冷也。若饮食不进，便利无常，日夜无度，产后本虚，更加久痢，愈见羸弱，谓之虚羸下痢。又有产后气宇不顺，而下痢赤白，谓之气痢。治法热则凉之，冷则温之，冷热相搏则调之；滑者涩之，虚者补之，水谷不分者当利小便；若产妇性情执着，不能宽解，须顺其气，未有不安者也。惟立斋分白属气分，而赤属血分也，又有大肠泄症，下血水类痢者，则参术苓散调之，又有湿秘，肺脾疼痛，咳喘、泄泻、潮热症，不可不因病而药之。

又论：若下痢清水，身热躁扰，里寒外热，仲景谓之反发热也，此乃阴盛隔阳，宜四逆汤、附子理中汤。阴气入阴经，而下痢者，乃是里寒自利，寒既在里为主，则阳气必容于外，所以外反热，要知阴症寒得寒气，在腹攻刺作痛，洞下清水，腹内雷鸣，米谷不化者，理中汤或附子补中汤，吞大已寒丸或桂香丸。

又论产后单泻

脾气弱，元气虚，产劳必大补，佐消食，佐清热，佐祛寒，弱甚形色脱，必用丹溪法，白术三钱、人参七钱、附子一片、茯苓①三钱，此产后久虚，块痛消除，而后服之药也，如久泻②必加升麻，泻水多者加苍术。

---

① 苓：原作"苍"，据医理改。
② 泻：原作"高"，据医理改。

又论产后单痢

产后七日，外患赤白痢疾，后重频并最为难治，欲调气行血，而推荡痢邪，虚产后之元虚，欲滋益营气，而大补产弱，又助痢初之邪盛，必行不损元，补不助邪而后可。

产后完谷不化论

产后完谷不化，因产劳倦伤脾，而转输稽迟也。夫水谷入胃，必因于脾，散于肺，而通调水道，乃能致气四脏以养人，今产劳倦伤，脾失转输之职，致冲和之气不能化，而令物完出焉，病名飧泄[①]。又饮食太过，肠胃受伤，亦致完谷不化，俗呼为水谷痢也。然产后三日内，血块未散，患此脾败胃弱之症，未可遽加参、术，且服生化汤加益智、香砂，少温胃气，候块消谷散，可以加参术以补气，肉果、香砂、益智以温胃，柴胡、升麻以引胃中清气，陈皮、茯苓以利水为上策焉。

词中散

治产后肠胃虚怯，寒邪易侵，腹胁作阵如锥刀刺痛，水谷不化，洞泄肠鸣，或下赤白腹胁膜胀，或走或闭。

当归　良姜　桂心　白芍　川芎　甘草　人参　熟附子

痢初发神方

当归两半　黄芩七钱　大腹皮[②]钱　槟榔钱　枳壳四分　木香钱

养脏汤

治产后冷热不调，肠胃虚弱，脐腹疼痛，下痢赤白，里急后重，日夜无度，虚箭泄泻，不思饮食。

---

① 飧泄：原作"飡泄"，据文义改。
② 大腹皮：原作"大发皮"，据医理改。

当归　白芍　人参　白术　木香　肉果　桂心　甘草

泄泻夜起，加熟附子。有积加砂仁、神曲炒、厚朴炒。

的奇散

治产后泄泻，恶露不行，此余血渗入大肠，为泻痢洞泄不禁，下青白黑色。

荆芥大者四五穗于盏内，烧灰不犯油火，入麝香少许研，沸汤三呷，调下此药，虽微能治大病。

又方

产后虚冷洞下，心腹绞痛，泄泻不止。

阿胶　人参　甘草　龙骨　地黄　白术　黄连　当归　附子

参苓白术散

人参　茯苓　白术　莲肉　甘草　扁豆　桔梗　山药　砂仁　薏苡仁

如噤口，加石莲肉一钱去壳，枣汤调下三钱，清米饮汤调下亦可。

肉豆蔻散

治肠虚腹胁胀满，水谷不化，脏腑滑泄，腹内虚鸣，困倦少力，口干，不思饮食。

肉桂　茴香　厚朴　甘草　干姜　肉豆蔻　陈皮　苍术　诃子肉各八两

为末，每服二钱，姜水煎送下。

三圣散

治产后下血痢不止。

乌鱼骨　绵子炭　血余炭

等分为末，石榴汤下。

验方

治产后下痢赤白有血。

赤石脂钱　黄连钱　地榆钱　干姜八分　甘草四分　厚朴钱　葱白大茎　当归钱

熨脐膏

治一切虚寒下痢赤白，或腹痛肠清不禁，有难服药者，外用灸膏。

木香　附子　吴茱萸　蛇床子　川椒　川乌头

等分为末，打糊摊贴脐上，盖之火熨上妙。

张半仙方

中湿溏泻。

胡芦巴　胡桃肉　破故子①　肉苁蓉　川椒　当归　芍药　熟地　巴戟　肉桂　吴茱萸　小茴香　韭子　陈皮　厚朴　苍术　甘草

将狗脊肉酒煮熟，焙干为末，入众药末，以肉汁调捣为丸。饥肚酒送下四五十丸，如肚薄除地黄，加干姜、香附。

又方

治痢不安，下血成片。

头发一团，洗净烧灰研末，每服二钱，温酒调下或水调亦可。

半仙龟肉丸

治妇人赢弱泄泻。

当归　川芎　熟地　白术　陈皮各两　续断　厚朴　人参　黄芪　鳖甲各七钱　肉桂　川椒　香附各四两

乌龟肉三斤，酒醋各二斤，煮熟焙干，汁打面糊丸，如腰疼加牛膝、丹皮，要孕鳖甲、生地，易白艾、鹿茸。

四神丸

治产后泄泻，夜起或五更溏泄。

补骨脂炒　肉果　吴茱萸　北五味

为末，山药糊丸，每服三钱。

白头翁汤

治热痢后重，新产虚极者。

白头翁　甘草　阿胶炒二钱　黄连　黄柏　秦皮各三钱

水煎纳胶，令消尽温服。

槐黄四物汤

治生后热滑血痢，脐腹疼痛。

---

① 破故子：补骨脂。

当归　川芦　赤药　生地　槐花　黄连各钱　御米谷五分

产后诸痢，煮薤白食之。

又方

羊臀，醋炒薤白，空心食之佳。

又方

治胎前生后痢疾，败龟甲一枚，米醋炙研为末。醋汤调服。

黄连丸

黄连四两　黄芩　黄柏各二两　栀子仁　阿胶　蒲黄各两　当归两半

炼蜜丸，每服六七十丸，米饮下，日三夜一，盛暑正秋，热甚者宜之。

丹溪方

妇人患堕胎后，膈满食少，痢不止，脉虚，左手尤甚。

滑石　白芍药　苍术各五钱　白术二钱半　诃子二钱　干姜四钱　茯苓钱

为细末调下，保和丸四五十粒。

单方

治临产痢疾。

山栀

不拘多少，烧成为细末，空心温热水调下一钱，甚者不过五服。

又方

治产后血痢，小便不通，脐腹疼痛。

生马齿苋

捣汁二大合，煎一沸，下蜜一合，调顿服。

又方

治产后寒滑血泄不禁，余血作痛兼块。

桂心　姜干

等分为末，空心酒调服。

又方

产后痢，日五十行者，取木里蛀虫粪屑炒黄，急以水泛之令稠稀，得所服之即瘥。

又方

苍耳叶，捣汁半盏，日三四服下。

治验：一产妇食鸡子，腹中作痛，面色青黄，服平胃、二陈更下痢腹胀，用流气饮子，又小腹一块不时上攻，饮食愈少，此脾胃虚寒，肝木克侮所致，用补中益气汤加木香、吴茱萸渐愈，又服八珍、大补兼服，调理愈。

一产妇痢，未至满月，因食冷物及酒，冷热与血攻击，滞下纯红，缠坠极痛，其脉大无力，口干，用黄芩白芍汤三服而安。

一产妇泄泻年余，形体骨立，内热晡甚，自汗盗汗，口舌糜烂，日吐痰三碗许，脉洪大，重按全无，命门火衰，脾土虚寒而假热，其疾盛者乃脾虚不能统①摄归源也，用八味丸补火生土，用补中益气并补肺金，而脾胃健。

一产妇腹痛后重，去瘀无度，形体倦怠，饮食不进，此脾肾俱虚，用四神丸、十全大补而愈，但饮食难化，肢体倦怠，用补中益气汤调理而康。

觐雍氏曰：西关范姓一产妇，滑泄，勺水粒米勿容，如此半月，五叔往视，用五苓散、平胃散病益盛。后延余诊之，脉皆濡缓而弱，予曰：此产中劳力以伤其胃也，若用汤药愈滋胃湿，非所宜矣。辄以参苓白术散，除砂仁，加陈皮、肉豆蔻煎，姜枣汤调服，旬余而安。

叔祖香雨氏曰：治痢之法，先以推荡，后以寒凉，两者俱非产后所宜。然有说焉，果以生冷坚硬之物所伤，香、砂、枳、朴所不禁也；果以盛夏酷暑红痢频，并香连丸、六和汤所宜选也。

总之，用攻克之药，须念其虚；用大补之药，须审其积；用寒凉之药，须顾其产；用辛热之药，须求其候，则发无不中矣。

---

① 统：原无，据医理补。

产后积聚癥瘕

夫积者，阴气也，五脏所生；聚者，阳气也，六腑所成。皆由饮食不节，寒热不调，产后血气伤于脏腑，脏腑虚弱，为风冷所乘，与血气相结，故成积聚癥瘕块。

驱血散

治产后余血不散，结成瘕块疼痛。

当归　川芎　赤芍　桃仁　鬼箭羽　大黄　鳖甲　延胡　琥珀

桂心姜水煎，虚人去大黄。

逐秽散

治产后积血不散，结聚成块，或时寒热。

三棱　生地　当归　川芎　赤芍　鳖甲　桂心　丹皮　寄奴　桃仁　牛膝

腹痛加延胡一钱，木香五分。

验方

疗产后血痛气疼，或月经来少作疼，或色瘀血败，加以腹泻腹疼。

当归　川芎　干姜　肉桂

屡用屡效。

产后痞闷

产后荣卫大虚，血气未定，食面太早，胃不能消化，面食之毒聚于胃脘，熏胸中，是以口干燥渴，心下痞闷，医者不识，认为胸膈壅滞，以药下之，必致危殆。

见睍丸详前

产后血渴

先严曰：产后血渴，多因出血过多，津液枯竭，以致虚火上炎，法当滋阴补血，兼补气，慎勿用寒凉之药，童便最妙，宣清心莲子饮，或四物加白术、麦冬、丹皮。若胃气虚而有热，用竹叶归芪汤；若血虚发热，用八珍加麦冬五味；若血脱发热烦燥，当归补血汤；若胃气虚弱，补中益气或七味白术散。

熟地黄汤

治产后虚渴不止，少气脚弱。

熟地　人参　麦冬各钱　瓜蒌根二钱　甘草五分

加糯米一撮，姜三片，红枣三枚。

七味白味散

治中气虚弱，津液短少，口干作渴，或因吐泻所致。

人参　白术　茯苓　炙甘草　木香　藿香　干葛

竹叶归芪汤

若胃气虚热，口干作渴，恶冷饮食者。

竹叶　黄芪　当归　白术　人参各钱　麦冬八分　炙甘草五分

治产后大渴不止。

芦根一升　瓜蒌　人参　炙甘草　茯苓各二两　大枣二十枚　麦冬四两

分三服。

瓜蒌根汤

治产后血渴。

瓜蒌根四两　麦冬　人参各二两　生地　甘草各一两　土瓜根五两大枣二十枚

治验：一产妇患前症，朝寒暮热，肚腹作痛，以手按之不痛，当以八珍治之，彼反行逐血，更加发热烦躁，余用当归补血汤，躁渐止，用八珍、麦冬、五味气血渐复。

产后咳嗽并肺痿肺痈论

夫肺主气，产后血虚，肺经一感微邪，便成嗽症，或风，或热，或寒，或湿，皆令咳嗽也。若产后吃盐太早，而咳嗽者最难治。又曰：产后咳嗽，多因熟食而壅滞，或热病，或有气块，发时攻心痛，气急咳嗽，四肢寒热，心闷口干，或时烦躁，睡梦惊悸，气虚肢体无力，宜服五积散，加枣煎。

立斋云：夫肺为清虚之府，一物不容，又肺为娇脏，火克金则嗽，水冷金寒亦嗽，大约暂而新起者，风寒湿也。

主治之法：阴血虚者，用芎、归、熟地、参、术；肺气伤者，四君、芎、归、桔梗；阴火上炎者，六味地黄丸加参、术；风寒所感者，补中益气汤加桔梗、紫苏；瘀血入肺发喘，急用二味参苏饮有得生者。若兼口鼻起黑，或鼻出血，急用前饮[①]亦有得生者。然而所患，悉因胃气不足，盖胃为五脏之根本，胃气一虚，五脏失所，百病生焉。但患者多谓腠理不密所致，殊不知肺属辛金，生于己土，亦因土虚不能生金，而腠理不密，外邪所感，其阴火炎，亦壮土金，生肾火以制火为善，若径治其病则误矣。

又论：夫产后咳嗽痿痈者，外邪所蕴，或七情郁火，误行汗下，重亡津液，以致肺气受伤，而恶风咳嗽，鼻塞项强，胸胁胀满，呼吸不利，及吐痰臭秽，脓血腥秽。若咳嗽喘急，寒邪在表也，小青龙汤；咳嗽胸胀，寒邪内壅也，大枣泻肺汤；胁胀咳嗽腥臭，脓已成也，桔梗汤；咳嗽短气，或小便短少，肺气虚也，佐以参术补脾汤；作渴饮冷，午前嗽甚，胃火盛也，竹叶石膏汤；作渴内热，午后嗽甚，阴血虚也，六味丸、四物汤；口干饮汤，体倦少食，胃气虚也，补中益气汤加五味、麦冬；口干内热，咳嗽痰涎，肾水虚也，六味丸、益气汤；黄昏热，或嗽甚，阴火炽

---

① 饮：原作"黄"，据文义改。

也、六味丸、四物汤加五味、麦冬；五更嗽，或痰甚，脾肺也，六君子汤；嗽而不得眠，及两胁痛，肝火血虚也，六味丸、益气汤。大凡此症外淫所侵，当祛邪而实土，心火太过，当伐木而补金；肺气虚弱，当补脾土而生肺金；若阴火上炎，当补脾肺以生肾水。然而发热咳嗽，咳吐脓血，饮食不入，皆脾土不能生肺金，肺金不能生肾水之败症，苟能纯补脾土，而生诸脏，多有复生者。若用寒凉，脾胃复伤，则肺经失养，肾水益涸，虚火上炎，熏蒸于肺，吾未见能生者。其咳嗽及肺痿，唾脓血者，脉浮大，面色赤者，俱难治；若阴火妄动，或劳咳吐脓血者，尤难治；若脓自止，脉浮短涩，及始萌者，易治。

旋覆花汤

治产后伤风寒，喘咳痰涎壅盛。

二母散

恶露上攻，流入于肺，故作咳嗽，宜用此汤，若伤风痰嗽，则非所宜。

知母　贝母　茯苓　人参　桃仁　杏仁

验方

治产后咳嗽气喘。

百部　苦桔梗六分　桑皮一钱　百合　赤茯苓各八分

一方

加冬花　苏子　贝母　橘红

异功散

治脾胃虚弱，饮食少思，或久患咳嗽，或腹满不食，面浮气逆。

人参　白术炒　白茯苓　甘草　陈皮　加姜枣

治验：一产妇咳嗽声重，鼻塞流涕，此风邪所感，用参苏一盅，顿愈六七，乃与补中益气，加桔梗、茯苓、半夏，一剂而痊，又与六君加黄芪，以实腠理而安。

先严曰：东关一产妇，咳嗽痰盛，面赤口干，内热晡热，作止无时，此阴火上炎，当补脾肾，遂用补中益气汤、六味地黄丸而愈。

一产妇，咳而腹满不食，涕唾面肿气逆，此病在胃关，关于肺，用异功散而愈。

一产妇，四肢浮肿，寒热往来，此由败血流入经络，渗于四肢，气喘咳嗽，胸膈不利，口吐酸水，两胁疼痛，遂用旋覆花汤，微汗渐解，顿服小调经散，用泽兰梗煎汤调下，肿气渐消。

产后吃逆

夫肺主气，五脏六腑俱禀于气，产后则气血伤，脏腑皆损，而风冷搏于气，气则逆上，而又脾虚聚冷，胃中尤[1]寒，因食热物，冷热气相冲击，使气厥而不顺，则吃逆也。脾者主中焦，为三焦之关，五脏之仓廪，贮积水谷，若阴阳气虚，作荣卫气厥逆，则致生斯疾也。经云：吃逆者，胃寒所生，服药无效，当灸期门三壮必愈，期门穴乃胃之大络也。立斋云：此症属胃虚寒之恶候也，如用药未应，急投参附汤，亦有复生者。

又论：吃逆之症，当审其寒热虚实，用药不可徒执一。一[2]见如寒者，丁香、姜、桂，热者干柿蒂、竹茹，实者香附、陈皮，虚者参，甚则附子。

丁香散

治产后心烦，呃噫不止。

丁香　白豆蔻各五钱　伏龙肝两

为末，煎桃仁吴茱萸汤，调下一钱，踰时再服。

又方

干柿一枚，切碎水煎，热呷之。

产宝方

治产后呃逆三日不止，欲死。

桂心五炙　姜汁三合

同煎取二合，以大火炙手，摩背，热时涂药汁尽妙。

---

① 尤：原作“优”，据文义改。

② 一：原无，据文义补。

羌活散

治产后呃逆。

羌活　附子　茴香各五钱　木香　白姜各一钱半

加盐一捻，煎服。

香雨叔祖曰：予内子曾患此症，先祖教以服柿蒂，随服随止，不服不止，后服人参汤而愈。后予治人，遇此症属胃寒者，又多用温药而愈，故用药不可执一。

产后大便秘涩

张景岳曰：产后大便秘涩，以其失血亡阴，津液不足而然，宜济川煎加减主之。

济川煎

当归　牛膝　泽泻　升麻　枳壳　肉苁蓉

老父曰：立斋法俱妙。

薛立斋曰：前证若计其日期，饮食已多，即用药通之，祸在反掌矣，必待其腹满觉胀，欲去不能者，此乃结在大肠，宜用猪胆汁润之。若服苦寒疏通，反伤中气，通而不止或成他症。若去血过多，用十全大补汤；若血虚火燥，用加味四物汤；气血俱虚，用八珍汤；虽数日不通，饮食如常，腹中如故，仍用八珍汤加桃仁、杏仁治之。若泥其日期，饮食之多而通之，则误矣。

老父曰：产后水血俱下，肠胃虚弱，津液不足，以致大便秘涩不通，若六七日，腹中胀闷者，此乃燥粪在内，以其干涩未[1]能出耳，宜服麻仁辈以津润之，误为有热，投以寒药，则阴消阴长，变症百出，性命[2]已危矣。

---

① 未：原作"末"，据文义改。

② 命：原作"俞"，据文义改。

治秘涩方

产后大便不通。

当归一钱　川芎钱　芍药钱　生地一钱　麻仁钱　杏仁钱　苏子研炒枳壳

秘结不通，内热甚，加大黄。

又方

治产后便秘。

苏子　麻子仁

各二副①，待研细末，用水再研，滤去渣，取汁一盏，分作二次煮粥。

产后大小便不通

产后大小便不通者，肠胃本夹于热，因产血水俱下，津液燥竭，肠胃痞涩，热气结于肠胃，故令大小便不通。

桃仁散

治膀胱气滞血涩，大小便秘。

桃仁　葵子　滑石　槟榔　木通　车前子　当归　生地　麻子仁

木通散

治产后小便不通。

木通　麻仁　葵子　车前　滑石　槟榔　黄芩　生地

又方

五苓散加车前、滑石、冬葵子。

产后小便不通，腹胀如鼓，心乱不醒，盖因未产之前，内积冷气，产时尿胞运动不顺，用盐填脐中，却用葱白十余根去粗②皮，作一缚切作一指厚，安盐上，用大艾炷，满葱饼上，以火灸之，觉热气直入腹内，即时便通如神。

---

① 副：原作"符"，据文义改。
② 粗：原作"组"，据文义改。

乳饮

治生后大小便不通，诸药不应者，令饮牛乳，人乳尤善，一日稍通，三日而痊。

产后淋闭

产后诸淋，因产有热气客于脬[①]中，内虚则起数热。则小便涩痛，故谓之淋。

有因气虚产损，气虚则夹热，热则搏于血，即流渗于胞中，故血随小便出而为血淋，淋者涩之谓也。

主方

治产后诸淋，无问冷热膏石气结[②]，悉主之。

白茅根　瞿麦　茯苓　人参　蒲黄　滑石　冬葵子　甘草　生地　芍药　石韦　木通　灯草

又方

治产后淋，小便痛及血淋。

瞿麦　车前子　白茅根　通草　冬葵子　鲤鱼齿

水煎入齿末。

清心莲子饮

治劳淋。

石莲子　黄芪　人参　茯苓　甘草　地骨皮　麦冬　黄芩　车前子

治石淋。

石韦　瞿麦　滑石　车前子　冬葵子

必使断盐。

治膏淋。

海金沙　滑石各两　甘草三钱　麦冬

---

① 脬：原作"浮"，据文义改。

② 冷热膏石气结：各种淋证名。

煎汤调下。

又治膏淋。

萆薢　乌药　益智仁　石菖蒲　茯苓　甘草

八正散

治血淋，八正石。

山栀　大黄　滑石　瞿麦　蓄　车前子　木通　甘草

治气淋身冷，淋而身冷者气冷也。

青皮　木香　木通　槟榔　茴香　赤芍　甘草　当归　陈皮　泽泻

治产后气淋。

沉香　石韦　王不留行　当归　甘草　冬葵子　陈皮　白芍　滑石

大麦汤服。

产后小便紧涩，因血热积于小肠，恣食热毒之味而成淋沥。

赤茯苓　木通　泽泻　山栀　黄连　车前子　猪苓　白术　瞿麦
滑石

三生益元散

治血淋。

生柏叶　藕节　车前子　滑石　生甘草

产后小便数

老父曰：产后小便数者，乃气虚不能制，或因稳婆不慎，以致胞损
而小便淋沥，或因膀胱气虚而小便频数，或膀胱阴虚而小便淋沥，随经
补之。

桑螵蛸散

治产后小便数及遗尿。

人参八分　桑螵蛸　黄芪　牡蛎　厚朴　赤石脂　鹿茸　益智　当归
龙骨各一钱

又方

治产后小便数兼渴。

甘草 桑螵蛸 黄连 瓜蒌根 麦冬 生姜 大枣

治产后小便有粪出，名大小肠交，乃气血俱虚，失行常道。先用六君子汤二剂，又用五苓散一剂而痊。

产后小便不禁

妇人产蓐生理不顺，致伤膀胱，遗尿无禁，或因收生不谨，损破尿脬致患疾。

止遗方

治产后尿不禁，面微浮，略发热于午后，此膀胱为产婆所伤。

人参 黄芪 白术 归尾 川芎 芍药 茯苓 甘草 续断 陈皮桃仁

猪羊脬煎汤熬下，饥饮之。

又方

治产后小便不禁。

鸡尾毛烧存性，酒调下一匙，日三服。

又方

治产后遗尿，遗尿不知出。

白薇

一方

作白薇七分，白芍药七分为末，酒调下。

固脬散

治产后户时手伤脬破，小便不禁。

黄丝绢，自然黄者三尺，以炭灰汁煮烂，以清水洗去，灰令净，入黄蜡半两，蜜一两，茅根二钱，马勃二钱，用水二升，再煎至一碗，空心顿服，服时饮气，服之不得作声，作声无验。

产后小便时出血

产后小便出血者，因气虚能热乘之，血得热则流，散渗于胞内，故血随小便出。

生地　地榆　车前　黄柏　升麻　小蓟　当归　黄芩
乱发去垢烧灰。

阴脱阴挺产门不闭

妇人产时劳力，努咽太过，致阴下脱，若脱肛状，及阴下挺出，逼迫肿痛，举重房劳，皆能发作，清水续续，小便淋露。

当归散

治产后阴下脱。

当归　黄芩　牡蛎　刺猬皮　赤芍　竹皮　狐茎一具

又方

以四物汤入龙骨末少许，空心连进二服。

又用麻黄香油熏洗。

又方

补中益气汤加白芍、醋炒香附、酒炒黄芩。热不退加酒炒黄柏。

又传方

治产后劳伤阴脱。

硫黄　乌贼骨各五钱　五味子一钱

秘方

治阴户两旁肿痛。

用四季葱七八根，入乳香一钱，同捣成饼，敷于阴户两旁立愈。

补遗方

治产后生肠不收，用枳壳煎汤，坐浸良久即入。

又方

蓖麻子十四粒，去壳捣烂，涂顶心，如收即洗去。

治产门痛，甚如生痈毒。

独活　荆芥　防风　当归　生地　桂心　茯苓

又治阴痛：四物汤加藁本、防风。

阴脱方

人参　黄芪　当归　芍药　升麻　甘草

外用五倍子^①煎汤洗之。

一方治玉门不闭，硫黄汤洗之。

硫黄四两　吴茱萸　菟丝子各两半　蛇床子两半

每次五钱，煎汤频洗。

治阴挺下脱方

此系服热药，反煎煿，或犯非理房事，及意淫不遂，名阴挺。

吴茱萸　青皮　山茱萸　大腹皮　茴香各两　海藻　五味两　桔梗两
延胡　白蒺藜

治妇人阴下脱若肛。

用羊脂煎讫，边冷，用时取暖涂上，以铁精敷之，多少令调，以火炙
布，暖熨脐上，渐涂内之，然后末磁石酒服，方寸匕。

熏法：用荆芥穗、臭椿皮、藿香叶煎汤熏洗。

阴肿

妇人阴肿，大都即阴挺之类，然挺者多虚，肿者多热，若气陷而热
者，升而清之，宜清化饮，加柴胡防风之属，若气闭而热者，利而清之，

---

① 五倍子：原作"倍子"，据医理改。

宜大分消饮、徙薪饮。

肝肾阴虚而热者，宜加味逍遥散；气虚气陷而肿者，宜补中益气汤。因产而伤阴户肿者，不必治肿，但调气血，气血和而肿自退，或由损伤气滞，无关元气而肿者，但以百草汤熏洗之为妙。

治阴中肿痛方

用枳壳半斤切炒，乘热以帛裹熨之，以消其外，仍用少许裹纳阴中，如冷即易，三次愈。

一方

用小麦、朴硝、白矾、五倍子，葱白煎汤浸洗。

又方

以甘菊苗叶捣烂，用百沸汤淋汁熏浸洗之。

一方

治阴户肿痛者。

桃仁　五倍子　枯矾

研桃仁匀敷。

阴疮

阴中生疮，多由湿气下注，或七情郁火，或纵情敷药，中于热毒。其外证则或有阴中挺出如蛇头者，谓之阴挺，如菌者谓之阴菌，或如鸡冠，或生虫湿痒，或内溃肿烂疼痛，常流毒水。其内证，则或为体倦内热，月经不调，或为欲食不甘，晡热夜热，或为小腹痞胀，腰胁不利，或为小尿淋沥，赤白带下。

凡治此法，若肿痛，内外俱溃者，宜芍药、蒺藜煎为佳，或四物汤加栀子、丹皮、龙胆草、荆芥，或用加味逍遥散。

若湿痒者，宜芍药蒺藜煎，或归脾汤加柴胡、栀子、丹皮；淋涩者，宜龙胆泻肝汤，加白术、丹皮；淋涩而火盛痛胀，宜大分清饮，抽薪饮；肿而坠痛者，宜补中益气汤加山栀、丹皮。

可洗肿用百草霜，可敷者宜螵蛸散。

蛇蜕散

治妇人阴疮。先以荆芥、蛇床子煎汤熏洗，擦干敷药。

蛇蜕一条烧存性　枯矾　黄丹　萹蓄　藁本各两　硫黄　荆芥穗　蛇床子各五钱

上为细末，香油调搽，湿则干掺。

校注后记

宋氏女科历史悠久，根据明代宋林皋所著的《宋氏女科撮要》序中记载"唐开元时，始祖广平公璟精于医门……夫人余氏，窃其术以行于世，虽闾阎小民之妇，靡不被其泽，而其传专于妇女一科"，可知宋广平与其夫人余氏共同为宋氏女科的创始人，其传承至今已有 1300 余年，在宋氏女科的传承史上"有以科名显于朝者，有以医术鸣于时者，世世相承，代不乏人"。宋氏女科被誉为浙江女科"四大家"之一。

宋氏女科《产后编》此次首次公开印刷发行，是宁波宋氏女科 1300 多年传承史上的有标志性意义的一件大事，也是宁波中医药传承发展中的一件大事。

一、作者及成书

《产后编》，又名《宋氏女科产后编》，为宋氏家族内部代代相传，秘不示人的专著，经宋氏后人整理，首次公开出版。全书引用张景岳、薛立斋、朱丹溪、郭稽中、陈无择等名家的学术观点，反映了作者善于吸收众家之长。书中还记载了宋氏家族中"先祖""香雨叔祖""二叔""五叔""老父""觐雍氏"等人的学术观点。浙江省首批名中医宋世焱对1959 年内部刊印本进行反复研读，并在此版本上进行批注。宋泽军在其父宋世焱批注本的基础上，与其女宋琳奕进行校注整理。此次《产后编》的出版发行，为广大中医药学者研究宋氏女科学术思想及中医妇科、产后疾病的诊疗方法提供了资料和参考。

宋祖玑，字觐雍。宋祖玑其人具体生卒年月不详。宋氏族谱中，"祖"字辈是始祖宋璟（字广平）（663—737）第 36 世孙。鉴于书中多处以"觐雍氏曰"的方式来阐述观点，因而可以确定《产后编》的作者为宋祖玑。

目前民间有《宋氏家学大成》抄本流传，上有"觐雍父纂集""觐雍父定本"等文字，该抄本内容与《产后编》部分内容相同。《宋氏家学大成》的作者有两个可能：一是宋觐雍为作者，宋觐雍的父亲负责整理；二是宋觐雍的父亲为作者。而《宋氏家学大成》书中提及"先严子献公"，说明编撰的人是宋子献的儿子，宋子献已经过世。如《宋氏家学大成》作者是宋觐雍，那么"先严子献公"说明宋觐雍的父亲宋子献已经过世，和文中所出现的"觐雍父纂"就出现矛盾。因此可以推断，宋觐雍与其父亲共同参与编写了《宋氏家学大成》。

宋世焱先生1964年10月21日发表于《宁波大众》报的《妇科世家的心里话》，道出了《产后编》有幸流传下来的经过："那本唯一的手抄本《产后篇》原本也不在当时行医的'宁波宋家'手里，而是我的一个行医的叔伯公公宋溪云（文鼎）在他的堂兄处看到的，他堂兄拒不了他的恳求，才答应借他看一天的，要不是宋溪云通宵达旦地把它抄出来，至今也可能失传了。"1959年，宋氏后裔宋文鼎将宋氏世代秘传的家藏至宝《产后编》手抄本献给国家，同年11月，宁波市科技协会医学会、宁波市卫生局编辑《宁波市中医临床经验选辑》，刊印该书全文。

由于《产后编》引用朱丹溪、张景岳、薛立斋、汪石山、陈自明、陈实功、滑伯仁、王海藏、陈无择、郭稽中、吴菱山等医家观点，其中明确生卒年份的最晚的医家是张景岳（1563—1640），张景岳所著《景岳全书》，据考成书于公元1624年。

《宋氏家学大成》抄本上注有"秀山后学陈大纬秉武手录，乾隆四十年（1775）冬月上下浣"，则意味着《宋氏家学大成》成书于1775年之前。《宋氏女科产后编》"产后疟疾论"中香雨叔祖举例一则病案中提及"今乙未年四月间"，1624年之后且在1775年之前的乙未年有1655、1715、1775这3个年份。

宋祖玑具体生卒年月不详，鉴于其为广平公第36世孙，而根据史料广平公第40世孙寿昌教喻宋绍周生于1798年。因此合理推测，《产后编》成书于1715或1775年可能性较大。

二、成书特色

（一）记录族内医家讨论，体现家族传承特点

本书通篇出现"老父""二叔""香雨叔祖""觐雍氏""先严"等家族内各位临床医家，《产后编》以总论开篇，后各章节以一病一论的形式铺

陈，引用先贤医论，并补充诊治案例。这类论述模式，使病种理论部分更加丰富详实，使临床实践更加贴合实际，理论和病例相结合，使读者对病种的认识和理解更加深刻。

值得关注的是，书中多数病种，不但包含有著书者的观点见解，还有家族内其他医家点评，甚至以族内大讨论的形式展现，这在其他古籍中较为罕见，体现了大家族代代相传的特点和优势，也侧面反映了明清时期浙东中医世家研讨交流学术的良好氛围。"产后发热"作为一个产后常发病和疑难病，在此章节中，先后出现"老父""香雨叔祖""觐雍氏"等人，对产后发热的病因病机分别阐述，特别是叔祖香雨公着重强调"其祖"产后病应用"炒黑干姜"一味的妙用机理。"气脱血晕论""产门不开不闭子宫不收"都有类似激烈的族内讨论场景。结合本书开篇"凡我子孙恪守斯训"，故大胆推测，此书极有可能是一本家族内部教学课本，或可说是家训，有鲜明的宋氏家族特色。

（二）诊治活动范围广泛，体现宁波地方历史特色

书中记载医案，往往标记以某地某姓患者，其中涉及多处宁波地名，多处地名至今仍在沿用，或可考。西门、南门、北门、望京门、芳嘉桥、日湖、江北，甚至后仓、慈水、奉川等近郊地区，都有前来求诊的患者。值得一提的是，上述几个地点名称，至今多有保留，每个地址至今仍可追寻它的历史遗迹。

望京门，又称为西门，位于今望京路与中山西路交叉口（西门口）一带，目前发掘出明州罗城古城墙，在望京门段遗址上建有望京门遗址公园。

芳嘉桥，据光绪《鄞县志》载，在旧施祥巷至尚书巷，即今孝闻街一带。

日湖，唐朝刺史黄晟以镇明路为中轴线，拆明州的"明"字命名城南二湖，左为阳，称之为"日湖"，右为阴，称之为"月湖"，日湖旧址在今莲桥街到捧花桥一带。

后仓，地处宁波市郊区，目前隶属海曙区石碶街道，距宁波栎社机场1.5公里，34省道1公里，杭甬高速公路入口3公里。

慈水，即今宁波市江北区慈城镇。唐开元二十六年（738），采访使齐瀚向朝廷奏请，划越州东部区域另设明州（今宁波），并在明州境内的原句章县故地重置句章县。朝廷委派房琯为首任县令。房县令选择今慈城之地迁建县治。当他登上城北浮碧山，眺望东北阚峰下巍峨耸立的董孝子祠时，不禁为句章孝子董黯（汉代名儒董仲舒六世孙）"汲水奉母"的事迹所感动，就把"大隐溪"改为"慈溪"，把县名"句章县"改为"慈溪县"。至今有"慈水""溪上""孝溪""孝水""三孝乡"等别称。

奉川，即今宁波市奉化区。距今4200年前后，奉化所在区域以白杜为中心建立董子国，其后在相当一段时期内是宁波古鄞县区域内的政治、经济和文化中心。

从上述患者区域分布可见，宁波宋氏女科在宁波城区内有固定诊所，以坐堂为主，诊治城区患者，同时在宁波及周边地区有着广泛的影响力，且有相当一部分自宁波城区外慕名前来就诊的患者。在个别医案中，亦出现"延请"上门诊治的记录。

《宋氏女科撮要》序记载："宋建炎初，有祖讳钦者，由进士任七子城使，扈驾南迁，卜居四明。嗣后有以科名显于朝者，有以医术鸣于时者，若学正，若院判，若院使，世世相承，代不乏人。"宋建炎年间（1127—1130），宋氏女科传入四明（即今宁波）并得到传承和发展。洪武十七年（1384），明代大儒桂彦良在《重修宗谱序》中写道"惟鄞邑七子城使，乃忠简公长子曰康年之三子是也，始居鄞东六都，传至元时，自鄞东徙居宁郡广济桥宝奎巷居焉"。第39代传人宋凤远（1850—1920），字紫清，将祖辈在宁波城内所创的"杏春堂"家业传以族弟，以扶持族弟继承祖业，在附近的小尚书桥桥头谦和当弄另外设"济世堂"行医，宁波宋氏女科由此有了"新宋家"和"老宋家"之分，而小尚书桥桥头谦和当弄逐渐成为宁波的妇科诊治中心之一，并广泛辐射至周边地区。

宗谱中提及的广济桥、宝奎巷，在今宁波市海曙区月湖畔，和宋氏宗祠以及宋氏女科后人行医的小尚书桥谦和当弄（谦和当为弄堂名）仅有几百米之遥。月湖位于宁波市城区的西南，开凿于唐贞观年间，是宁波市区著名的风景名胜区，是宋元以来浙东学术中心，文人墨客憩息荟萃之地。

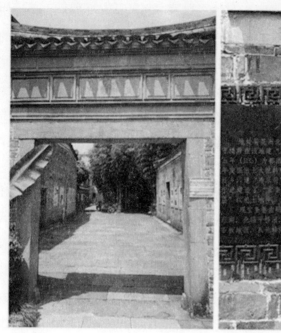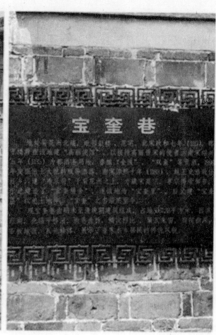

图1　今宝奎巷遗址

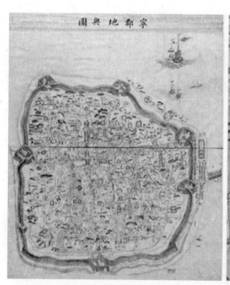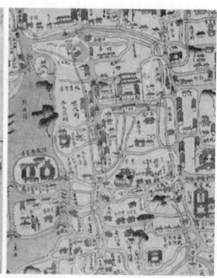

图2　清代宁郡地舆图

（三）分享临床经典病案，重视失治误治医案

《宋氏女科产后编》中举例医案，有一部分是在失治误治后再次辨治的。这类失治案例，相对于简单成功案例，对于探究医理，有着更大的分

析价值和研究价值，更能提醒后人引以为戒。举例如下。

1. 儿枕痛虚人误用下血剂案

"小腹块痛"香雨叔祖曰：此当观其虚实血用之，气体壮实之妇，用之果效，有一妇自用山楂四两浓煎服，竟昏愦不醒，几致不救，予以芪术等药治之获痊。

2. 产后肠痈误用破血、止涩剂案

"产后肠痈论"香雨叔祖曰：产后肠痈一症，人未有识之者，第知为积血痞块，行血破积而已，淹延日久，变为败症，不可救药者多焉。予初业医，有北门陈氏妇痛弥月，前方皆破血药，予曰此肠痈也，薏苡汤加大黄等药，脓从小便出，久不止，兼服补气血药，半月而痊。后以此等药治此症者屡屡，近有奉川邹姓者腹中胀痛，将近一月，忽脓从脐出，不可遏抑，近医曰此腹内烂耳，急用牡蛎粉之类填塞，其痛愈甚，恍惚虚晕，来延予，予曰此肠痈腐溃。急洗去牡蛎等末药，令脓去尽，内用参芪大补药托里，十余日而安。有心斯道者，须穷心焉。

3. 产后发热误用发汗剂案

"产后作寒乍热"觐雍氏曰：一产妇恶寒发热，余用八珍汤加炮姜治之，其家不信，用小柴胡汤汗出不止，谵语不绝，烦热作渴，肢体抽搐，后用十全大补汤益甚，脉洪大，重按全无，仍以前汤加附子，四剂稍缓，数剂而安。

4. 产后浮肿误用消导剂案

"产后浮肿"觐雍氏曰：西关外望京桥孙姓有一产妇，饮食少思，鲍恒一予消导之剂，四肢浮肿，延予视之。余谓此中气不足，朝用补中益气汤，又用六君子汤而愈，后因怒腹胀，误服沉香化气丸，吐泻饮食不进，小便涩，肚腹四肢浮肿，用金匮加减肾气丸而愈。

5. 产后喘促浮肿误用补益固涩案

"产后浮肿"香雨叔祖曰：李尚书孙女归宁小产，喘促咳嗽难卧，浮肿，此系风邪所感，正合《内经》开鬼门之说，予用荆芥、旋覆微汗之药，彼家不信，又延一医，竟用人参、五味等药，未儿而殁，治病安可杜撰。

6. 产后腹胀呕吐霍乱误用清痰降火剂案

"产后腹胀呕吐霍乱" 觐雍氏曰：南门外梁姓有一产妇，朝吐痰，暮发热，昼夜无寐，病体危甚，朱景周用清痰降火剂，肌体日瘦，饮食日少，前症倍加，召余视之。余曰早间吐痰，脾气虚也；晚间发热，脾血虚也；昼夜无寐，脾血耗也。遂用六君子、加味逍遥散，加味归脾，以次调理而痊。

7. 产后疟疾用药过短案

"产后疟疾论" 香雨叔祖曰：疟疾兼产，或受病非一日，或见症非一端，必功深力久，治至月余，药至百剂方奏全功，前贤论之详矣。今人不察，一二剂不痊，更延一医，甚至议论，错去医疗，多方以致不救，自贻伊戚惜哉。

8. 产后完谷不化误用汤液剂案

"产后完谷不化论" 觐雍氏曰：西关范姓一产妇，滑泄，勺水粒米勿容，如此半月，五叔往视，用五苓散、平胃散病益盛。后延余诊之，脉皆濡缓而弱，予曰：此产中劳力以伤其胃也，若用汤药愈滋胃湿，非所宜矣。辄以参苓白术散，除砂仁，加陈皮、肉豆蔻煎，姜枣汤调服，旬余而安。

9. 产后大便秘涩误用寒药案

"产后大便秘涩" 老父曰：产后水血俱下，肠胃虚弱，津液不足，以致大便秘涩不通，若六七日，腹中胀闷者，此乃燥粪在内，以其干涩未能出耳，宜服麻仁辈以津润之，误为有热，投以寒药，则阴消阴长，变症百出，性命已危矣。

（四）探求中医之理，内修从医之德

"产后浮肿" 中香雨叔祖指出 "治病安可杜撰"，"产后肠痈论" 中香雨叔祖提出 "有心斯道者，须穷心焉"，是告诫后人从医之道需要有谨慎负责之品质，亦需要博极医源之理想、精勤不倦之精神。宋氏先人对后辈的道德修为和职业素养提出要求，强调授业者和守业者之间不仅有 "术" 的传承，更有 "德" 的延续。其谆谆教导和殷殷嘱托，体现了宋氏先人探求中医之理、内修从医之德的儒医精神。

三、临证特色

（一）审症察因，治当辨察

宋氏对于妇科疾病的认识，不泥于前人所言，融入有自己的新观点、新见解。如"产后血晕"，为产后急危重症之一，始载于《经效产宝》。其阐述的病因病机是因素体虚弱，正气不足，或产育过多，正气耗损，加上产后气血暴虚，未得安静，虚阳上冒清窍，以致突发头晕昏厥。以黑神散、清魂散内服温养气血，并有烧秤锤令赤，淬醋熏气之外治法促醒。陈自明在此基础上，提出"下血多而晕、下血少而晕"两种病因病机：产时脉络损伤，产妇下血过多，以致崩后血虚，脑失所养而晕厥；或产后恶露不下或下血过少，胞宫瘀阻，瘀血上逆则头目昏眩，甚至晕厥。他在《妇人大全良方》中指出"下血多而晕郁者"当以补血清心药治之；"下血少而晕者"当以破血行血药治之。张介宾论本病可分"气脱血晕二证"。若有"面白眼闭，口开手冷，六脉细微之甚"，即为气脱证，急煎独参汤回阳救脱；而"形气脉气俱有余，胸腹胀痛上冲"，为血逆证，治疗宜失笑散行血化瘀，"若痰盛气粗，宜二陈汤"。此外张介宾在书中驳斥了"新产后不可用参，或补住恶血"之说，认为是谬论讹传。但本书"气脱血晕"中老父对于急煎独参汤治产后气脱的治疗时机提出了新的观点。老父认为产后血气暴虚，非急补不能增血得气于迅速之间，但恐新产后恶露未尽，急补致滞，"先频灌生化汤数帖，先补血分亏，即时块化血旺，而神清晕止，产妇精神复矣。若无汗脱气促形脱症见，参芪不须加也"。这样既可救治于急危之间，又可实现行中有补，补而不滞的临床疗效。二叔其后补充指出尚有阴血暴亡，虚火上炽，逆上凑心，心神失养而致晕者，当清心养血安神；又有胞宫恶露不下，逆血上攻，败血入肝，当行血逐瘀。二叔强调纵使诸症急危，治当审症。

宋氏关注到疾病发生的病因往往不是一个独立的因素，有可能是复合因素的叠加所致。如"产后惊悸恍惚或中风"中，二叔指出，产时"伤血动气，劳损脏腑"，在未得到足够休养的情况下，"起早劳动"，故机体出现双重因素下的虚上加虚的状态，此时若外感风邪，容易出现中风之症。复合因素叠加为病，治疗上更应思虑周全。

病因也有可能随着患者的生活状态改变而不断叠加或者变化。"产后乍热乍寒"中，觐雍氏曰提到，一毛姓妇，因"晕气虚寒"，出现产后恶露发热，用十全大补汤加炮姜而寒热愈，用补中益气汤而肢体安。后又因"食后犯怒"，出现恶寒发热、抽搐咬牙，用六君汤加木香而一剂安。

作者在不断临证过程中，不断反思，"产后当大补气血之辨"中指出，虽说产后气血俱去，但临证尚需依据"产妇禀质之厚薄、诊脉之虚实、外邪之有无、恶露之尽否"，启示我们，临床问诊过程中，应该多交流，了解患者的生活和精神状态，有利于更进一步地提高病因病机的洞察、分析和判断。

（二）审症用药，毋忘产后

宋氏在产后病临证中强调"审症用药"，"必须时时照顾产后"。

"气脱血晕"中老父指出晕和厥之不同，根据有无块痛而选择可否进芪术。因黄芪益气固脱，配之白术，统血收阴，回阳敛汗，在瘀血未下时骤用，易碍血下行，补虚留瘀。"产后发热"中老父指出，产后外感发热者，与正伤寒宿感者不同，初期只需略加解散即可自痊。弗谓新产之后，不宜表散，但当酌其虚实，而用得其宜耳。"小腹块痛"中香雨叔祖指出，产后小腹痛者，山楂浓煎行活血化瘀止痛之法有效，但需"观其虚实血用之"，并举反例佐证，虚羸妇人自用山楂四两浓煎后出现昏愦不醒，予以芪术等药方才治愈。

宋氏根据患者平时饮食劳逸，用药上亦有斟酌。"产后发热"中叔祖香雨公指出"予治乡人，来取药者，多用平胃散加山楂、神曲，无不奏功。盖缘乡人喜食麦面、鸭子肉食，故用此，至于富贵之家，禀气柔弱，又当别论矣"。

总之，宋氏认为不能一见是症，便用是药。"用药不可徒执一。一见如寒者，见如寒者，丁香、姜、桂，热者干柿蒂、竹茹，实者香附、陈皮，虚者参，甚则附子"，一言概之，则是"用攻克之药，须念其虚；用大补之药，须审其积；用寒凉之药，须顾其产；用辛热之药，须求其候"。通过精准辨证，治疗上应根据个体强弱虚实、病邪顺逆施治，以免犯虚虚实实之戒。

（三）注重调护脾胃

1. 避免饮食不洁

宋氏认为，产中劳力，产后形体劳倦，脾胃俱伤，荣卫大虚，故平日饮食宜清淡为主，若在脾虚胃弱未复之时，过早食面，堪称"面食毒"，若投以膏粱厚味、寒冷难化之物，或过服姜椒糖汤，易变生他症。"小腹块痛"二叔曰："产后小腹作痛，俗名儿枕……又有因厚味所伤积于胸腹而作痛者，须服消导化食之剂。""心痛"老父曰："产后心痛……亦有误食寒冷难化之物停于胃脘，亦致心痛。""产后恶露不绝并崩中论"叔祖香雨公曰："恶露不绝……产后过服姜椒糖汤之类……此血热症也，宜清其火。"

2. 避免因郁增虚

如"产后发热"中老父曰："产后发热……有饮食停滞而热者……有伤食兼怒气而热者，诸症不同，治当辨察。"产后去血过多，脾虚气弱，伤食积滞，又情志不遂，肝气怫逆，木郁热炽，发为伤阴之热，治疗上应在益气扶脾的同时养肝阴、疏肝木。

3. 细分辨治脾虚

"产后腹胀呕吐霍乱"觐雍氏曰："早间吐痰，脾气虚也；晚间发热，脾血虚也；昼夜无寐，脾血耗也。"脾为气血生化之源，运化水谷，散布精微。宋氏根据临床表现特征，将脾虚的病理表现进行细分辨治，给后世以参考。

总之，《宋氏女科产后编》体现了家族传承特点，富有宁波地方特色，彰显了宋氏探求中医之理、内修从医之德的儒医精神，强调审症察因、审症用药、调护脾胃。此书是宋氏家族长期临床实践的经验总结，是遗留给后世的宝贵财富。鉴于水平有限，不能参透其中精神。此书今日有幸能重现于世，供世人参阅，敬请专家、读者不吝赐教。

《浙派中医丛书》总书目

原著系列

专题系列

品牌系列